# AU-DELÀ DU TEMPS

*Les Avancées Révolutionnaires Qui Redessinent Notre Avenir*

Robert Darwin

# TABLE DES MATIÈRES

# INTRODUCTION

Dans l'odyssée de l'humanité, notre quête incessante d'immortalité, de jeunesse et de santé a toujours été au cœur de nos préoccupations. Depuis les mythes anciens d'Ambroisie, la nourriture des dieux grecs, jusqu'aux élixirs de jouvence des alchimistes, notre espèce a cherché sans relâche les secrets pour déjouer les ravages du temps et prolonger notre existence sur cette terre. Ce livre, loin de prétendre à l'immortalité, aspire à vous dévoiler les moyens éprouvés, basés sur les recherches scientifiques les plus récentes, pour ralentir le processus de vieillissement et vous permettre de vieillir en bonne santé le plus longtemps possible.

Dans notre monde moderne, nous avons réussi à repousser les limites de l'espérance de vie grâce aux avancées de la médecine, de l'hygiène et de la nutrition. Néanmoins, si notre espérance de vie s'est considérablement allongée, la qualité de cette vie n'est pas toujours au rendez-vous. Les maladies chroniques, les affections liées à l'âge et la dégradation de notre santé physique et cognitive sont autant de défis que nous devons encore surmonter pour véritablement apprécier les années supplémentaires qui nous sont offertes.

C'est dans ce contexte que ce livre se propose d'être un guide vers une vieillesse enrichissante et saine, où les années gagnées riment avec bien-être et vitalité et où le temps diminue son emprise sur nos cellules. Grâce à une approche holistique, fondée sur les découvertes scientifiques les plus avancées, nous explorerons les voies permettant de vivre mieux et plus longtemps.

Au fil des chapitres, nous examinerons l'impact des différents régimes alimentaires sur le vieillissement et la santé globale. Partant des régimes séculaires riches en fruits et légumes, tels que le régime méditerranéen et le régime Okinawa, en passant par des approches ancestrales comme le jeûne intermittent et la restriction calorique, pour aller jusqu'aux approches les plus novatrices, comme la prise de compléments alimentaires synthétiques. Nous analyserons les bénéfices et les limites de chaque approche, afin de vous offrir les outils nécessaires pour faire des choix éclairés et adaptés à vos besoins.

Nous détaillerons les aliments et compléments naturels ayant un impact significatif sur notre santé et notre longévité. Des antioxydants puissants, comme le resvératrol et la curcumine, aux substances prometteuses telles que la Astragaloside IV et la metformine, nous explorerons les propriétés de ces nutriments ainsi que leur potentiel pour lutter contre le vieillissement et favoriser la santé cellulaire. À chaque étape, nous nous appuierons sur les études scientifiques les plus solides pour déterminer les meilleures options pour enrichir notre alimentation et soutenir notre organisme face au temps qui passe.

Mais la lutte contre le temps ne se limite pas à notre assiette. Les pratiques telles que la méditation, le yoga ou la pleine conscience ont également montré des effets spéctaculaires sur notre santé physique et mentale, en réduisant le stress, en renforçant notre système immunitaire et en améliorant notre qualité de vie. Nous explorerons ces pratiques et les mécanismes par lesquels elles agissent sur notre corps et notre esprit, vous offrant ainsi des clés pour intégrer ces habitudes à votre quotidien et profiter de leurs bienfaits.

Le livre abordera également l'importance de la connexion sociale, de la pratique de la gratitude et de l'humour dans le maintien de notre bien-être et la lutte contre le vieillissement. Nous découvrirons comment ces éléments, bien qu'ils puissent sembler anodins, jouent un rôle majeur dans notre santé globale et notre capacité à vivre pleinement chaque instant de notre vie.

Enfin, nous ne saurions ignorer les avancées technologiques et médicales qui sont en train de révolutionner notre compréhension du vieillissement et notre capacité à le contrer. Nous vous donnerons un aperçu des découvertes les plus prometteuses et de leur potentiel pour ralentir les effets délétères du temps sur notre corps et notre esprit, voire en inverser le cours.

Au fil de ces pages, vous découvrirez un véritable guide pour vous accompagner dans la recherche d'une vie longue, intéressante et en pleine santé. Ce livre vous emmènera dans un voyage à travers les connaissances actuelles, les traditions ancestrales et les découvertes récentes pour vous aider à comprendre et à maîtriser pleinement les mécanismes de l'érosion temporelle.

En vous donnant les clés pour ralentir le processus de vieillissement et améliorer votre qualité de vie, ce livre vous invite à repenser votre rapport au temps et à embrasser chaque instant avec sérénité et confiance.

Alors, chers lecteurs, prenez place et laissez-vous guider dans cette fascinante exploration du temps, de la vie et de notre capacité à repousser les limites de notre existence. Ensemble, découvrons les secrets d'une vie longue, saine, satisfaisante, et apprenons à naviguer dans les eaux tumultueuses du temps avec sagesse et discernement.

# I.
# LES SECRETS CELLULAIRES

Au cœur de notre quête d'une existence prolongée, florissante et agréable, se cachent de mystérieux mécanismes cellulaires qui régissent nos processus de vieillissement. Ces maîtres du temps ont radicalement changé notre compréhension de la dégradation cellulaire. Plongeons ensemble dans les abysses de ces mécanismes clés, récemment révélés et couronnés de prix Nobel. Comprendre ces processus, c'est saisir leur impact colossal sur notre destin biologique. En levant le voile sur ces rouages complexes, nous vous convions à explorer les secrets longtemps scellés qui pourraient nous permettre de rallonger notre espérance de vie, voire de métamorphoser notre expérience du vieillissement.

## La télomérase

Imaginez une enzyme aux pouvoirs presque magiques, capable de défier les lois du temps et de la biologie. Tel un phénix, cette enzyme, la télomérase, permet à nos cellules de renaître de leurs cendres en restaurant la longueur des télomères, ces précieuses structures protégeant nos chromosomes (Prix Nobel de médecine, 2009). À chaque division cellulaire, les télomères raccourcissent, menant inévitablement à la sénescence cellulaire. Mais avec la télomérase, l'espoir d'un rajeunissement cellulaire devient réalité. Imaginez cette télomérase comme un élixir de jeunesse pour nos cellules, leur insufflant une vitalité renouvelée en réparant les extrémités effilochées de nos télomères (Greider et al., 1985). En inversant ce processus naturel d'usure, la télomérase ouvre la porte à des perspectives fascinantes pour lutter contre le vieillissement et les maladies dégénératives, redéfinissant les limites de notre existence biologique et nous rapprochant, peut-être, de l'immortalité cellulaire tant convoitée.

Les implications de cette découverte sont vertigineuses, ouvrant des horizons infinis pour la recherche médicale. Les scientifiques du monde entier s'interrogent : pourrions-nous prévenir les maladies liées au vieillissement telles que les cancers, les maladies neurodégénératives ou les dysfonctionnements cardiaques ?

Dans une étude publiée en 2012, l'augmentation de l'expression de la télomérase chez des souris transgéniques a entraîné une augmentation impressionnante de 24% de leur durée de vie, ainsi qu'une réduction des signes de vieillissement et des maladies liées à l'âge (EMBO Molecular Medicine). Des recherches menées sur les habitants limitrophes du lac Léman, en 2003 ont montré que les individus ayant des télomères plus longs avaient une probabilité de survie significativement plus élevée que ceux ayant des télomères plus courts, soulignant l'importance de cette enzyme énigmatique.

## Les Sirtuines

Les sirtuines, surnommées les protéines "d'éternelle jeunesse", fascinent chercheurs et profanes par leur capacité à améliorer la longévité et la santé humaine (Guarente, 2011). Jouant un rôle essentiel dans des processus cellulaires tels que le métabolisme énergétique, la réparation de l'ADN et la réponse au stress oxydatif, les sirtuines se sont révélées être de précieuses alliées dans notre quête d'une allongement de l'espérance de vie.

Les sept sirtuines mammifères (SIRT1 à SIRT7) ont chacune un rôle spécifique, et leur activation par des facteurs environnementaux tels que le jeûne et l'exercice physique offre un potentiel inédit pour prolonger la durée de vie (Houtkooper et al., 2012). La restriction calorique (RC), par exemple, a été étudiée pour son impact sur la longévité de divers organismes, augmentant de manière impressionnante leur durée de vie de 30 à 50 % grâce à l'activation des sirtuines (Colman et al., 2009; Fontana et Partridge, 2015).

L'activation des sirtuines déclenche la déacétylation, un processus qui modifie la structure des protéines cibles et régule leurs activités. Les sirtuines SIRT1 et SIRT6, en particulier, contribuent à la réparation de l'ADN et à la préservation de l'intégrité chromosomique, réduisant ainsi le risque de maladies liées à l'âge telles que le cancer (Mao et al., 2011).

Les sirtuines influencent également le métabolisme énergétique et la réponse au stress oxydatif. SIRT3, par exemple, optimise le métabolisme énergétique et réduit la production de radicaux libres toxiques, contribuant ainsi à retarder les effets du vieillissement (Hirschey et al., 2010).

Dans cette épopée scientifique, les sirtuines semblent devenir d'incontournables alliés, nous aidant à déjouer les méfaits du temps et à vivre plus longtemps et en meilleure santé.

Les progrès dans la recherche sur les sirtuines ouvrent un chapitre passionnant dans notre compréhension de la longévité et de la santé. En activant ces précieuses protéines, nous pourrions découvrir de nouvelles méthodes prodigieuses pour combattre les maladies liées à l'âge et améliorer la qualité de vie pour les générations futures.

## L'enzyme AMPK

Imaginez un gardien métabolique, un maître de l'énergie qui orchestre l'équilibre délicat du métabolisme énergétique et de la longévité dans nos cellules. Cette sentinelle n'est autre que l'AMPK (adénosine monophosphate-activated protein kinase), une enzyme clé qui a le potentiel d'améliorer notre santé, de combattre les maladies et d'allonger notre espérance de vie (Hardie et al., 2012).

L'AMPK, une protagoniste silencieuse dans notre organisme, elle est activée lorsque les niveaux d'énergie sont faibles et déclenche une cascade de réactions métaboliques pour préserver la vie (Ruderman et al., 2013). Les études ont révélé que l'activation de l'AMPK peut prolonger la durée de vie 20 à 30% chez divers organismes modèles tels que les levures, les vers et les mouches (Burkewitz et al., 2014). Ces résultats ont interpelés la communauté scientifique et mis en exergue le potentiel de cette enzyme prodigieuse.

En stimulant l'autophagie, l'AMPK aide à éliminer les débris cellulaires et les protéines endommagées, préservant ainsi la santé de nos cellules (Egan et al., 2011). Imaginez que l'AMPK soit le directeur d'un processus de recyclage cellulaire, assurant que nos cellules restent propres et fonctionnelles.

L'activation de l'AMPK joue également un rôle dans la régulation de la voie mTOR, une voie cruciale pour la croissance cellulaire et le métabolisme (Laplante et Sabatini, 2012). Les chercheurs ont découvert que l'inhibition de la voie mTOR allonge la durée de vie chez plusieurs organismes, avec l'AMPK agissant comme un personnage central dans cette intrigue (Johnson et al., 2013).

Fascinant, n'est-ce pas ? Il est encore plus intrigant de constater que l'exercice physique et la restriction calorique activent l'AMPK, conduisant à des améliorations de la santé métabolique et à une réduction de l'inflammation (Steinberg et Kemp, 2009). Des composés naturels tels que la metformine et la berbérine peuvent également activer l'AMPK et améliorer la sensibilité à l'insuline, offrant une impressionnante solution pour améliorer notre santé.

L'AMPK est donc un maître de l'énergie qui protège nos cellules contre le stress oxydatif, soutient la réparation de l'ADN et régule le métabolisme énergétique (Steinberg et Carling, 2019; Blackford et Jackson, 2017). Cette enzyme miraculeuse incarne l'équilibre délicat entre la vie et la mort cellulaire, contribuant à promouvoir la santé et à retarder les effets du vieillissement.

## L'autophagie

Imaginez un processus naturel de recyclage cellulaire, permettant à nos cellules de se débarrasser de débris et de protéines endommagées.

L'autophagie ; découverte par Yoshinori Ohsumi, lauréat du prix Nobel de médecine en 2016, est un mécanisme époustouflant pour lutter contre les défis du vieillissement et des maladies (Ohsumi, 2014).

Ce processus de recyclage interne, semblable à un nettoyage printanier, décompose les composants cellulaires endommagés et les réutilise pour créer de nouvelles molécules et structures (Mizushima et Komatsu, 2011). Dans un monde où les cellules sont constamment soumises au stress, l'autophagie joue un rôle crucial en protégeant les cellules contre l'accumulation de débris toxiques et en favorisant la réparation des dommages liés à l'âge (Levine et Kroemer, 2019).

Des études menées sur divers organismes, tels que les levures, les vers et les mouches, ont révélé que la stimulation de l'autophagie peut augmenter de manière drastique la durée de vie et améliorer la santé globale (Madeo et al., 2015). Par exemple, l'activation génétique de l'autophagie chez la drosophile a entraîné une augmentation ahurissante de 50% de leur durée de vie (Simonsen et al., 2008).

Des interventions telles que la restriction calorique et l'exercice physique ont été démontrées pour stimuler l'autophagie, contribuant ainsi à la longévité et à la santé métabolique (Rubinsztein et al., 2011 ; He et al., 2012). Certains composés naturels comme la rapamycine et la spermidine peuvent également activer l'autophagie et prolonger la durée de vie (Harrison et al., 2009 ; Eisenberg et al., 2016).

En éliminant les protéines dénaturées et les organelles dysfonctionnelles, l'autophagie protège l'intégrité de l'ADN, régule le cycle cellulaire et contrôle l'inflammation (Mizushima et Levine, 2010). Ce processus de recyclage séculaire offre une protection surprenamment efficace contre les maladies et les dysfonctionnements cellulaires.

## Le complexe mTOR

Dans le théâtre de la vie cellulaire, mTOR (mammalian target of rapamycin), une kinase conservée, tient le rôle principal, orchestrant la croissance, la prolifération et le métabolisme de nos cellules (Laplante et Sabatini, 2012). L'inhibition de cette voie pourrait nous aider à déjouer le temps et à éloigner les maladies liées à l'âge. Comme une symphonie complexe, mTOR régule divers processus cellulaires, avec des effets qui pourraient nous permettre de vivre plus longtemps et en meilleure santé (Johnson et al., 2013).

Imaginez que, grâce à une substance appelée rapamycine, nous puissions augmenter notre durée de vie de 9 à 14 % (Harrison et al., 2009). Cette substance inhibe mTOR et déclenche des mécanismes bénéfiques pour notre longévité. Parmi ces mécanismes, l'autophagie joue un rôle de premier plan, agissant comme un concierge cellulaire pour éliminer les déchets et les protéines endommagées (Jung et al., 2010).

L'inhibition de mTOR pourrait également réduire l'inflammation systémique, ce fléau silencieux qui favorise les maladies cardiovasculaires, le diabète de type 2 et la neurodégénérescence (Weichhart, 2018). En inhibant mTOR, nous pourrions apaiser l'orage inflammatoire qui gronde en nous (O'Neill et Hardie, 2013).

Imaginez également que l'inhibition de mTOR nous rende plus résistants au stress oxydatif, ennemi sournois qui nous ronge de l'intérieur (Bjedov et al., 2010). Et si nous pouvions améliorer notre santé métabolique en modulant mTOR, rendant nos cellules plus sensibles à l'insuline et plus efficaces pour réguler le glucose (Lamming et al., 2012)

En ce qui concerne l'ADN, mTOR est tel un chef d'orchestre qui coordonne la réponse cellulaire aux dommages de l'ADN (Wang et al., 2015). En modulant mTOR, nous pourrions améliorer la fonction des mitochondries, ces centrales énergétiques de nos cellules, et protéger notre précieux ADN contre les dommages (Cunningham et al., 2007).

Ainsi, dans la somptueuse épopée de la longévité humaine, cinq protagonistes moléculaires se révèlent être les maîtres d'œuvre d'un futur radieux : la télomérase, le complexe mTOR, l'autophagie, les sirtuines et l'enzyme AMPK.

Ensemble, ces acteurs tissent un récit biologique époustouflant, repoussant les frontières du temps et forgeant la promesse d'une vie plus longue et plus saine.

Chacun de ces héros moléculaires nous révèle une facette de l'élixir de longévité, une potion qui pourrait transformer irrémédiablement notre avenir. En les étudiant et en apprenant à les manipuler, nous pourrions déverrouiller les secrets de la vieillesse et écrire un nouveau chapitre dans l'histoire de l'humanité.

# II.
# L'EXERCICE PHYSIQUE ; TRÉSOR POUR PARVENIR À L'ATARAXIE

L'incessant tic-tac de l'horloge biologique semble régir notre destinée, nous poussant vers la vieillesse et l'inéluctabilité du temps.

Pourtant, en plongeant dans les méandres de nos cellules, nous découvrons que la génétique ne détient pas seule les clés de notre âge. Nos télomères, ces précieux gardiens de notre jeunesse cellulaire, peuvent être influencés par des facteurs environnementaux et des choix de vie.

Des études révèlent que des changements de mode de vie peuvent radicalement transformer l'activité de la télomérase, cette enzyme cruciale dans le processus de vieillissement. Au cœur de cette quête pour repousser les limites du temps se trouve un trésor inestimable : l'exercice physique. Bien plus qu'une simple distraction ou une obligation, il est une arme puissante pour façonner notre avenir et nous rapprocher de l'ataraxie, cet état de sérénité ultime.

## Le HIIT

Le HIIT est devenu de plus en plus populaire en raison de ses nombreux bienfaits pour la santé. Cette forme d'exercice implique des périodes d'activité intense suivies de périodes de repos, et a été associée à une amélioration de la fonction cardiovasculaire et de la composition corporelle. Les recherches sur l'activité de la télomérase nous font entrevoir des perspectives encore plus encourageantes quant à la place de cet entraînement dans notre poursuite d'une vie plus saine et plus intéressante.

Dans l'étude de Werner et al. (2019), les participants ont suivi un programme d'entraînement en intervalles de haute intensité (HIIT) pendant six semaines. Les séances d'entraînement étaient effectuées trois fois par semaine et comprenaient quatre à six intervalles de 30 secondes d'effort maximal, suivis de 4 minutes de récupération. Les participants ont réalisé ces séances sur des vélos stationnaires. En ce qui concerne les résultats, les participants au programme HIIT ont montré une augmentation significative de l'activité de la télomérase par rapport au groupe témoin.En explorant plus en profondeur l'étude de Werner et al. (2019), il est fascinant de constater que l'augmentation de l'activité de la télomérase chez les participants était d'environ 29 %, comparativement au groupe témoin qui ne pratiquait pas d'entraînement en intervalles de haute intensité. Cette amélioration est d'autant plus remarquable lorsqu'on considère le fait que le HIIT a été associé à d'autres avantages pour la santé, tels que l'amélioration de la sensibilité à l'insuline, la réduction de la pression artérielle et l'augmentation de la capacité aérobie (Gibala et al., 2012).

De surcroît, il est important de noter que le HIIT n'est pas le seul type d'exercice qui peut favoriser l'activité de la télomérase. Une étude menée par Arsenis et al. (2017) a révélé que les exercices d'endurance, tels que la course à pied et le vélo, peuvent également contribuer à l'augmentation de l'activité de cette enzyme cruciale. Dans cette étude, les participants qui pratiquaient régulièrement des exercices d'endurance présentaient une augmentation moyenne de l'activité de la télomérase de 21 %.

Ainsi, en mettant en lumière le potentiel du HIIT et des exercices d'endurance pour stimuler l'activité de la télomérase, ces études nous offrent un éclairage précieux sur les voies possibles pour ralentir le processus de vieillissement. En intégrant ces formes d'exercice dans notre routine quotidienne, nous pouvons non seulement améliorer notre condition physique et notre santé globale, mais aussi contribuer à préserver la longueur de nos télomères et, par conséquent, influencer positivement notre espérance de vie.

## Le Yoga

Le yoga, cette discipline millénaire qui combine postures, respiration et méditation, est reconnu pour son impact bénéfique sur le stress, la flexibilité et l'équilibre mental. Toutefois, les recherches de Tolahunase et al. (2018) ouvrent la voie à une compréhension plus profonde de ses effets sur notre santé et notre longévité. L'étude précédemment citée a évalué l'impact d'un programme de yoga de 12 semaines sur l'activité de la télomérase et les marqueurs du stress oxydatif. Les participants ont été répartis en deux groupes : un groupe de yoga et un groupe témoin. Le groupe de yoga suivait des séances quotidiennes de yoga d'une durée de 90 minutes chacune, six jours par semaine, composées de postures, d'exercices de respiration et de méditation. Les résultats étonnèrent les chercheurs qui ont constaté que les participants qui pratiquaient régulièrement le yoga présentaient une augmentation de l'activité de la télomérase de 24 % par rapport au groupe témoin.

Ces résultats sont d'autant plus prometteurs que le yoga a également été associé à d'autres améliorations impressionnantes sur la santé, telles que la réduction de la pression artérielle, l'amélioration de la qualité du sommeil et la diminution des niveaux d'anxiété (Pascoe et al., 2017). En outre, le yoga peut être pratiqué par des personnes de tous âges et de toutes conditions physiques, ce qui en fait une méthode accessible pour favoriser la santé et le bien-être à long terme.

Il est important de souligner que l'étude de Tolahunase et al. (2018) est loin d'être la seule à explorer les liens entre le yoga et la longévité. D'autres recherches, comme celle menée par Lavretsky et al. (2013), ont également montré que la pratique du yoga pouvait entraîner des améliorations significatives de la santé mentale, en particulier chez les personnes âgées. Cette étude a révélé que les participants qui pratiquaient régulièrement le yoga présentaient des résultats surprenants avec une réduction de 34 % des symptômes dépressifs et une amélioration de 21 % de leur fonction cognitive.

Les recherches récentes sur le yoga et son impact sur la télomérase nous offrent une vision élargie des possibilités de cette discipline pour améliorer notre santé et ralentir le processus de vieillissement. En intégrant le yoga dans notre routine quotidienne, nous pouvons non seulement profiter de ses bienfaits impressionnants sur notre bien-être mental et physique, mais aussi renforcer l'activité de cette enzyme clé pour notre longévité.

## Conclusion

Le mystère entourant les mécanismes par lesquels l'exercice physique influence l'activité de la télomérase persiste, mais il est indéniable que certaines activités sportives jouent un rôle crucial dans la lutte contre le vieillissement. La pratique de sports d'endurance, d'entraînement par intervalles et de yoga pourrait prolonger la vie de nos cellules et réduire les risques de maladies liées à l'âge.

Voici un tableau afin de débuter au mieux le programme et engendrer tous les bienfaits associés.

L'important est de conserver une régularité dans la pratique pour en maximiser les bienfaits.

| Jour | Matin | Soir |
| --- | --- | --- |
| Lundi | 15 minutes de yoga revitalisant pour étirer et équilibrer le corps et l'esprit | 10 minutes de HIIT (30 secondes d'effort intense et 2 minutes de récupération, répété 4 à 6 fois) pour augmenter l'énergie et maximiser les résultats |
| Mardi | 15 minutes de marche rapide ou jogging léger pour renforcer l'endurance et le cœur | 15 minutes de yoga dynamique pour approfondir la connexion corps-esprit avec des postures, des exercices de respiration et de la méditation |
| Mercredi | 15 minutes de yoga doux pour retrouver la sérénité en se concentrant sur les étirements, la respiration et la méditation | 10 minutes de HIIT (30 secondes d'effort intense et 2 minutes de récupération, répété 4 à 6 fois) pour repousser les limites et sortir de sa zone de confort |
| Jeudi | 15 minutes de marche rapide ou jogging léger pour continuer à renforcer l'endurance | 15 minutes de yoga dynamique pour explorer de nouvelles postures et approfondir la pratique |
| Vendredi | 15 minutes de yoga doux pour accueillir la journée avec des étirements et se centrer | 10 minutes de HIIT (30 secondes d'effort intense et 2 minutes de récupération, répété 4 à 6 fois) pour célébrer les progrès de la semaine et se sentir revigoré avant le week-end |
| Samedi | 20 minutes d'exercice à intensité modérée, choisissez votre activité d'endurance préférée (vélo, natation, course à pied) pour renforcer l'endurance et brûler des calories | 15 minutes de yoga restaurateur pour se concentrer sur des postures relaxantes, des exercices de respiration et de la méditation pour aider à la récupération et la relaxation |
| Dimanche | Journée de repos et de récupération. Prenez le temps de méditer ou de pratiquer le yoga nidra pour vous détendre et vous recentrer, en cultivant la gratitude pour les progrès réalisés au cours de la semaine. | N/A |

Dans notre quête d'une meilleure hygiène de vie, les applications mobiles peuvent être des outils précieux pour nous aider à adopter de bonnes habitudes et à mettre en pratique les concepts de longévité. Les applications peuvent permettre de tirer le meilleur parti de votre parcours de santé et de bien-être en vous aidant à progresser, voire vous surpasser.

Parmi celles-ci ; Down Dog. Cette application de yoga et de HIIT (entraînement par intervalles à haute intensité) offre une expérience sur mesure, en adaptant les séances à votre niveau de compétence, à vos objectifs personnels et à votre emploi du temps chargé.

Une application, quelle qu'elle soit, vous permet de tirer le meilleur parti de chaque session, en vous donnant la possibilité de choisir entre différents styles de yoga, niveaux d'intensité et durées d'entraînement pour le HIIT.

Dans tous les cas, que vous utilisiez ou non une application, assurez-vous de vous échauffer avant chaque séance d'exercice et de vous étirer après pour favoriser la récupération. Adaptez ce programme à votre niveau de forme physique et n'hésitez pas à consulter un professionnel de santé avant de commencer un nouvel entraînement.

Cependant, il serait réducteur de considérer l'exercice comme une unique solution. En réalité, la santé globale est le fruit d'un équilibre délicat entre divers facteurs, dont l'alimentation. Adopter une approche holistique de la santé implique de repenser notre relation avec la nourriture en tant que source de vie et d'énergie. Les régimes méditerranéen, Okinawa et DASH illustrent comment une alimentation saine et équilibrée peut agir en synergie avec l'exercice pour optimiser notre bien-être et notre longévité.

Il est crucial de comprendre comment notre corps réagit aux différents aliments que nous consommons, afin d'adapter notre alimentation à nos besoins individuels et à notre mode de vie. De même, la gestion du stress et une hygiène de vie adéquate sont essentielles pour prévenir les effets du temps.

# III.
# LA QUÊTE DE L'ÉLIXIR ALIMENTAIRE

L'alimentation est un pilier central de notre santé et de notre bien-être, et il est de plus en plus évident que certains aliments influencent l'activité de la télomérase et le processus de vieillissement. Notre compréhension des implications de l'alimentation dans notre vie quotidienne s'est considérablement développée. Les recherches scientifiques récentes ont révélé que la consommation de certains aliments peut contribuer à maintenir ou même augmenter l'activité de la télomérase, offrant ainsi le potentiel de ralentir le processus de vieillissement et de préserver notre santé à long terme.

Il est fascinant de constater que certains régimes alimentaires, venant parfois de contrées lointaines, ont prouvé leur capacité à freiner le vieillissement cellulaire. Nous allons explorer trois régimes qui possèdent le plus de potentiel pour mettre un coup d'arrêt à l'horloge biologique humaine. Nous tenterons de mettre en lumière les aspects culturels et historiques qui ont façonné ces régimes, tout en soulignant les liens étroits entre l'alimentation, la santé et la longévité.

# Régimes bénéfiques

### a. Le régime méditerranéen :

Le régime méditerranéen est souvent considéré comme l'un des régimes les plus sains et équilibrés au monde. De nombreuses études ont montré que l'adoption de ce régime peut contribuer à améliorer la qualité et la durée de vie chez l'être humain.

Les aliments qui composent ce régime sont riches en nutriments bénéfiques pour la santé. Les fruits et légumes sont une source importante de vitamines, de minéraux et de fibres, qui sont tous essentiels pour maintenir un système immunitaire fort et une digestion saine. Les grains entiers et les légumineuses fournissent également des fibres et des protéines, ainsi que des glucides complexes qui sont libérés lentement dans l'organisme pour maintenir une énergie constante tout au long de la journée.

Le régime méditerranéen, parfois considéré comme l'héritage culinaire d'une civilisation antique, offre un modèle alimentaire qui transcende le temps et les frontières. La sagesse des siècles et les traditions culturelles se sont conjuguées pour créer un régime qui a fait l'objet d'études approfondies, révélant une myriade de bienfaits pour la santé et la longévité humaine.

En effet, les recherches scientifiques ont confirmé les vertus de ce régime. Une étude majeure réalisée en 2013, la PREDIMED (Estruch et al.), a révélé que les personnes suivant un régime méditerranéen enrichi en huile d'olive ou en noix avaient un risque réduit de 30 % de subir un événement cardiovasculaire majeur, comparativement à celles suivant un régime pauvre en graisses.

Des études ont également démontré que le régime méditerranéen peut réduire le risque de certains cancers. Selon une étude de 2017 menée par Buckland et al., les personnes suivant un régime méditerranéen avaient un risque réduit de 14 % de développer un cancer du sein. D'autres études ont également indiqué une réduction du risque de cancer colorectal et de la prostate.

Concernant les maladies neurodégénératives, une étude de 2017 menée par Valls-Pedret et al. a révélé que les personnes âgées suivant un régime méditerranéen présentaient une amélioration de 45 % de leur fonction cognitive, réduisant ainsi leur risque de développer des troubles tels que la maladie d'Alzheimer.

En fin de compte, le régime méditerranéen illustre la capacité de l'humanité à apprendre de son passé et à s'approprier les connaissances ancestrales pour améliorer notre présent et notre avenir. En puisant dans cette tradition culinaire riche et diversifiée, nous pouvons non seulement savourer les délices gastronomiques qu'elle offre, mais également profiter des bienfaits qu'elle procure en termes de santé et de longévité.

Voici un programme d'une semaine pour vous aider à tirer le meilleur parti du régime méditerranéen et à prolonger votre durée de vie :

| Jour | Petit-déjeuner | Déjeuner | Dîner |
|---|---|---|---|
| Lundi | Un bol de yaourt grec, des fruits frais et un soupçon de miel | Salade grecque avec du pain pita complet et du houmous | Filet de saumon grillé, légumes rôtis et quinoa |
| Mardi | Smoothie aux épinards, à la banane et aux amandes | Taboulé aux légumes et aux pois chiches | Ratatouille accompagnée de riz brun |
| Mercredi | Avoine avec des fruits rouges et des noix | Sandwich au thon sur du pain complet, avec une salade verte | Bouillabaisse avec une tranche de pain complet |
| Jeudi | Pudding de chia aux fruits frais | Salade de lentilles, tomates et oignons rouges, avec une vinaigrette à l'huile d'olive | Chili sin carne, servi avec du pain complet et une salade verte |
| Vendredi | Muesli aux fruits secs et aux graines | Wrap de poulet grillé et de légumes sur une tortilla de blé complet | Pâtes complètes à la sauce tomate, aux olives et aux câpres |
| Samedi | Porridge aux amandes, aux raisins secs et à la cannelle | Salade de roquette, de poire, de noix et de fromage de chèvre | Paella aux fruits de mer et aux légumes |
| Dimanche | Toast complet à l'avocat et aux œufs brouillés | Pizza maison aux légumes et à la mozzarella sur une pâte à base de farine complète | Poulet rôti aux herbes, avec une purée de patates douces et des légumes vapeur |

Note : Les repas proposés sont donnés à titre indicatif et ne constituent pas une recommandation médicale ou diététique personnalisée. Il est important de consulter un professionnel de la santé pour toute question liée à la nutrition et à la santé.

## b. Le régime DASH (Dietary Approaches to Stop Hypertension) :

En contemplant l'histoire de l'humanité, on ne peut s'empêcher de constater que l'alimentation a toujours été au cœur de notre évolution. Aujourd'hui, nous sommes confrontés à un nouveau défi : réduire les maladies chroniques pour améliorer notre qualité et espérance de vie. C'est dans ce contexte que le régime DASH s'impose comme une solution novatrice et scientifiquement étayée.

Le régime DASH, qui signifie Dietary Approaches to Stop Hypertension, a été conçu pour réduire l'hypertension artérielle et améliorer la santé cardiovasculaire. Ce régime est riche en fruits, légumes, grains entiers, produits laitiers faibles en gras et protéines maigres. Il limite également la consommation de sodium, de graisses saturées et de sucre. Des études ont montré que le régime DASH peut contribuer à une meilleure qualité de vie et à une augmentation de l'espérance de vie en réduisant le risque de maladies chroniques.

Plusieurs études ont montré que l'adoption du régime DASH peut réduire le risque de maladies chroniques et contribuer à une meilleure espérance de vie. Une étude a révélé que les personnes suivant le régime DASH avaient un risque réduit de développer une maladie cardiovasculaire, de diabète et de certains cancers.

Selon une étude publiée dans le Journal of the American College of Cardiology en 2017, le régime DASH a permis de réduire de 20 % le risque de maladie cardiovasculaire et de 15 % celui de maladie coronarienne sur une période de 8 ans (Sacks FM, et al.). Cette même étude a également révélé une diminution de 13 % du risque de diabète de type 2 chez les participants suivant ce régime.

De plus, une recherche menée par le National Heart, Lung, and Blood Institute (NHLBI) a montré que les personnes suivant le régime DASH pouvaient réduire leur pression artérielle systolique de 8 à 14 points en seulement deux semaines (Chobanian AV, et al., 2003). Cette amélioration significative de la santé cardiovasculaire souligne l'importance de l'alimentation dans la prévention des maladies.

Enfin, une étude publiée dans le British Journal of Nutrition en

2014 a révélé une réduction du risque de cancer colorectal de 20 % chez les personnes suivant le régime DASH (Fung TT, et al.). Ces résultats soulignent l'impact majeur de ce régime sur la prévention des cancers liés à l'alimentation.

Le régime DASH n'est pas seulement une approche alimentaire, mais une véritable révolution dans notre compréhension de l'alimentation et de la santé. En adoptant ce régime riche en nutriments essentiels et pauvre en composants nocifs, nous pouvons façonner notre avenir et repousser les limites du vieillissement et des maladies chroniques.

Voici un programme d'une semaine pour vous aider à tirer le meilleur parti du régime DASH et vous mettre à l'action :

| Jour | Petit-déjeuner | Collation | Déjeuner | Dîner | Collation du soir |
|---|---|---|---|---|---|
| Lundi | Smoothie aux fruits rouges, flocons d'avoine et lait d'amande | Un yaourt nature faible en gras et une poignée d'amandes | Salade de quinoa, poulet grillé, légumes et vinaigrette légère | Filet de saumon grillé, épinards sautés à l'ail et patates douces rôties | Un fruit frais et une poignée de noix mélangées |
| Mardi | Omelette aux légumes, épinards et fromage faible en gras | Un fruit frais et un yaourt nature faible en gras | Sandwich au thon (avec mayonnaise légère), laitue, tomate, concombre et pain complet | Poulet grillé aux herbes, légumes vapeur et riz brun | Du céleri et du houmous |
| Mercredi | Porridge à base d'avoine et lait écrémé, garni de fruits frais et de miel | Un fruit frais et une poignée de noix mélangées | Salade de lentilles, légumes grillés et saumon fumé | Chili aux légumes, servi sur du quinoa | Un yaourt nature faible en gras et un fruit frais |
| Jeudi | Smoothie aux épinards, banane, lait d'amande et graines de chia | Un fruit frais et une poignée d'amandes | Wrap au poulet grillé, légumes et sauce au yaourt faible en gras | Pâtes complètes à la sauce tomate maison, légumes et parmesan allégé | Un bol de fruits frais et un yaourt nature faible en gras |
| Vendredi | Muesli sans sucre ajouté, lait écrémé et fruits frais | Un fruit frais et un yaourt nature faible en gras | Salade de pois chiches, tomates, concombre, oignon rouge et vinaigrette légère | Filet de poisson blanc grillé, brocoli vapeur et purée de chou-fleur | Du céleri et du houmous |
| Samedi | Pancakes à la farine complète et fruits rouges | Un fruit frais et une poignée de noix mélangées | Sandwich au poulet grillé, laitue, tomate et avocat sur pain complet | Curry de légumes et lentilles servi sur du riz brun | Un yaourt nature faible en gras et un fruit frais |
| Dimanche | Smoothie au yaourt nature faible en gras, fruits frais et graines de lin | Un fruit frais et une poignée d'amandes | Salade de quinoa, légumes grillés et poulet grillé | Poisson grillé, riz brun et légumes | Du céleri et du houmous |

Note : Les repas proposés sont donnés à titre indicatif et ne constituent pas une recommandation médicale ou diététique personnalisée. Il est important de consulter un professionnel de la santé pour toute question liée à la nutrition et à la santé.

### c. Le régime Okinawa

Au fil des âges, l'humanité a cherché à percer les secrets de la longévité et du bien-être. Le régime Okinawa, hérité des traditions ancestrales d'un peuple insulaire, s'inscrit dans cette ambition éternelle et nous offre un modèle alimentaire empreint de sagesse et de simplicité.

Dans cette île japonaise, les chercheurs ont découvert un véritable trésor : une population dont l'espérance de vie dépasse de loin la moyenne mondiale. Une étude menée par Willcox et al. (2007) a révélé que les personnes âgées d'Okinawa ont une prévalence 80 % plus faible de maladies cardiovasculaires et une incidence 30 % plus faible de certains cancers par rapport à la population américaine.

Le secret de cette longévité réside en grande partie dans leur alimentation. Le régime Okinawa prône la consommation de légumes, légumineuses, soja, grains entiers, poissons et algues, tout en réduisant la viande rouge et les produits laitiers. Cette approche permet d'éviter l'excès de graisses saturées, souvent liées aux maladies cardiovasculaires et aux cancers.

Un autre aspect essentiel de ce régime est la philosophie du "hara hachi bu", qui consiste à se nourrir jusqu'à atteindre 80 % de satiété. Cette pratique modère l'apport calorique et peut contribuer à la prévention de l'obésité et du diabète de type 2 (Kagawa, 1978).

Les bienfaits du régime Okinawa ne se limitent pas à la prévention des maladies chroniques. Les recherches montrent également une incidence réduite de troubles cognitifs, tels que la démence et la maladie d'Alzheimer, chez les personnes âgées qui suivent ce régime (Ozawa et al., 2017). La combinaison d'une alimentation riche en nutriments essentiels et d'un mode de vie social et actif semble offrir une protection accrue contre le déclin cognitif lié à l'âge.

Le régime Okinawa s'inscrit donc comme un modèle précieux pour la santé et la longévité, offrant un exemple à suivre pour repousser les frontières du vieillissement et des maladies chroniques. En s'appuyant sur les enseignements de cette tradition millénaire, nous pouvons façonner notre avenir et contribuer à l'émergence d'une humanité plus saine et plus épanouie.

En somme, les régimes cités nous invitent à explorer les mystères de la longévité et à réinventer notre relation à l'alimentation. Inspirés par cette sagesse ancestrale, nous sommes en mesure de créer un monde où la santé et le bien-être sont accessibles à tous, où la vieillesse n'est plus synonyme de déclin, mais d'une existence pleine et riche.

Voici un programme d'une semaine pour vous aider à tirer le meilleur parti du régime Okinawa et à prolonger votre durée de vie:

| Jour de la semaine | Petit-déjeuner | Collation | Déjeuner | Dîner | Collation du soir |
|---|---|---|---|---|---|
| Lundi | Bol de riz brun, légumes sautés et tofu brouillé | Un fruit frais et une poignée de noix | Salade de quinoa, poulet grillé, légumes et vinaigrette légère | Filet de saumon grillé, épinards sautés et patates douces rôties | Une tasse de thé vert et quelques fruits secs |
| Mardi | Porridge d'avoine et lait de soja, garni de fruits frais et de miel | Un fruit frais et une poignée d'amandes | Salade de légumes, haricots azuki et vinaigrette légère | Tofu sauté à la sauce teriyaki, brocoli vapeur et riz brun | Une tasse de thé vert et quelques fruits secs |
| Mercredi | Smoothie aux épinards, banane, lait de soja et graines de chia | Un fruit frais et une poignée de noix mélangées | Sushi végétarien avec riz brun, légumes et avocat | Poisson blanc grillé, légumes vapeur et quinoa | Une tasse de thé vert et quelques fruits secs |
| Jeudi | Bol de riz brun, légumes sautés et tempeh grillé | Un fruit frais et une poignée d'amandes | Soupe de nouilles soba, légumes et tofu | Curry de légumes et pois chiches, servi sur du riz brun | Une tasse de thé vert et quelques fruits secs |
| Vendredi | Smoothie aux fruits rouges, lait de soja et graines de lin | Un fruit frais et une poignée de noix mélangées | Salade de quinoa, légumes grillés et edamame | Poulet teriyaki, légumes sautés et riz brun | Une tasse de thé vert et quelques fruits secs |
| Samedi | Porridge de sarrasin et lait d'amande, garni de fruits frais et de miel | Un fruit frais et une poignée d'amandes | Onigiri aux légumes et algues, accompagné d'une salade verte | Poêlée de légumes, tofu et champignons, servi sur du riz brun | Une tasse de thé vert et quelques fruits secs |
| Dimanche | Smoothie au yaourt de soja, fruits frais et graines de chia | Un fruit frais et une poignée de noix mélangées | Donburi aux légumes, tofu et sauce soja légère | Poisson grillé aux herbes, épinards sautés et patates douces rôties | Une tasse de thé vert et quelques fruits secs |

Maintenant que nous avons exploré les régimes alimentaires qui ont été associés à une augmentation de l'espérance de vie et à une réduction du risque de maladies chroniques, nous allons examiner plus en détail les aliments spécifiques qui ont été identifiés pour leurs propriétés bénéfiques pour le bien être. Des recherches scientifiques ont démontré que certains aliments peuvent réduire l'inflammation, augmenter l'immunité, protéger le cœur et le cerveau, et ainsi aider à maintenir une bonne santé à long terme. Nous allons donc nous pencher sur les aliments qui peuvent contribuer à une vie plus longue et en meilleure santé.

# Aliments bénéfiques

## a. Les baies

Les baies sont de petites merveilles nutritionnelles riches en antioxydants, en vitamines et en minéraux. Des études ont montré que les baies, en particulier les bleuets, les fraises et les framboises, peuvent avoir des effets bénéfiques sur la santé en augmentant l'activité de la télomérase. Les baies, ces fruits colorés qui égaient nos jardins et nos assiettes, sont de véritables trésors naturels, concentrés de bienfaits et de promesses pour notre santé et notre longévité. Au fil des âges, elles ont enchanté nos palais et nourri notre imagination, tout en dissimulant des secrets que nous commençons à peine à dévoiler.

Parmi ces secrets figurent les polyphénols, des composés antioxydants qui confèrent aux baies leur pouvoir protecteur contre les maladies et le vieillissement. Les anthocyanes, des polyphénols présents en abondance dans les bleuets, ont démontré leur capacité à réduire l'inflammation et à améliorer la santé vasculaire (Basu et al., 2010). Une étude de Cassidy et al. (2013) a également révélé que la consommation de fraises et de bleuets était associée à une réduction de 32 % du risque d'infarctus du myocarde chez les femmes.

En outre, les baies pourraient contribuer à la prévention du déclin cognitif lié à l'âge. Une étude longitudinale menée par Devore et al. (2012) a montré que les femmes ayant une consommation élevée de baies, en particulier de bleuets et de fraises, présentaient un ralentissement du déclin cognitif équivalent à un gain de 2,5 années de vie cérébrale.

Au-delà de leurs bienfaits sur la santé cardiovasculaire et cognitive, les baies pourraient également exercer une influence bénéfique sur la longueur des télomères, ces structures protectrices situées à l'extrémité de nos chromosomes. Selon une étude menée par Tucker et al. (2018), la consommation de baies, notamment de fraises, était associée à une activité télomérase accrue, suggérant un potentiel de ralentissement du processus de vieillissement.

En somme, les baies, ces ambassadrices de la santé et de l'éternité, nous montrent que la quête de la longévité ne se limite pas à la recherche de solutions médicales ou technologiques. Elle implique également de renouer avec la nature et de puiser dans les ressources qu'elle nous offre généreusement. Car, en fin de compte, c'est en nous inspirant des trésors du passé que nous pourrons bâtir un avenir plus sain, plus équilibré et plus harmonieux.

### b. Les légumes crucifères

Les légumes crucifères, dont les bienfaits pour la santé ne sont plus à démontrer, sont de précieux alliés dans notre quête de longévité et de bien-être. Ces végétaux sont porteurs d'espoir et de promesses, comme autant de clés pour déverrouiller les secrets de la vie éternelle.

Ces légumes, tels que le brocoli, le chou-fleur et le chou frisé, sont riches en nutriments essentiels tels que la vitamine C, la vitamine K et le folate, ainsi qu'en composés phytochimiques qui ont été associés à une meilleure santé.

Parmi les richesses que recèlent les légumes crucifères, on trouve les glucosinolates, des composés soufrés qui, une fois métabolisés par notre organisme, se transforment en isothiocyanates. Ces derniers jouent un rôle protecteur contre diverses maladies, notamment les cancers. Une étude menée par Higdon et al.

(2007) a révélé une réduction de 16 % à 50 % du risque de cancer chez les consommateurs réguliers de légumes crucifères.

Les légumes crucifères constituent également une source inestimable de fibres alimentaires, essentielles pour maintenir une bonne santé digestive et prévenir les maladies cardiovasculaires. Selon une méta-analyse de Threapleton et al. (2013), une augmentation de 7 g de fibres par jour entraîne une réduction de 9 % du risque de maladies cardiaques et de 7 % du risque d'accident vasculaire cérébral.

En outre, ces végétaux renferment une quantité non négligeable d'antioxydants, dont la capacité à neutraliser les radicaux libres contribue à protéger notre organisme du stress oxydatif et de l'inflammation, deux facteurs impliqués dans le vieillissement prématuré et les maladies chroniques (Podsedek, 2007).

Il est intéressant de noter que les légumes crucifères ne se contentent pas d'apporter des bienfaits isolés, mais agissent en synergie, leur action conjuguée décuplant leur potentiel. Ainsi, la consommation régulière de légumes crucifères semble constituer une stratégie gagnante pour maximiser notre espérance de vie et préserver notre santé face aux assauts du temps.

### c. Fruits à coques et poissons gras

Les noix, amandes, et les poissons gras tels que le saumon, le maquereau et les sardines sont riches en acides gras oméga-3, en antioxydants et en fibres, ce qui en fait un choix sain pour la santé globale. Les acides gras oméga-3, en particulier l'acide alpha-linolénique (ALA), sont considérés comme essentiels car notre corps ne peut pas les produire lui-même. Les noix sont l'une des sources les plus riches en ALA, ce qui en fait un excellent choix pour augmenter l'activité de la télomérase.

En effet, une étude publiée dans le European Journal of Nutrition a montré que la consommation régulière de noix était associée à une activité de la télomérase plus élevée chez les personnes âgées. Les chercheurs ont également constaté que la consommation de noix était associée à une diminution de l'inflammation et du stress oxydatif, deux facteurs qui ont été liés à une diminution de la longueur des télomères.

Les noix peuvent être facilement ajoutées à une alimentation saine sous forme de collation ou en les ajoutant à des plats tels que les salades et les smoothies. Les noix sont également un ingrédient courant dans de nombreuses recettes de cuisine, ce qui en fait un choix polyvalent pour augmenter l'activité de la télomérase.

Une autre étude publiée dans la revue Nutrients a également suggéré que la consommation de noix, en particulier les noix de Grenoble, pourrait avoir un impact positif sur l'activité de la télomérase. Les chercheurs ont constaté que la consommation de noix de Grenoble pendant 16 semaines était associée à une augmentation significative de l'activité de la télomérase chez les personnes atteintes de diabète de type 2. Cela suggère que la consommation de noix peut être particulièrement bénéfique pour les personnes atteintes de maladies liées au vieillissement.

Les noix ont également été associées à d'autres avantages pour la santé. Par exemple, une étude menée par des chercheurs de l'Université de l'État de Pennsylvanie a révélé que la consommation de noix pouvait réduire le risque de maladies cardiovasculaires en améliorant les taux de cholestérol et en réduisant l'inflammation. Les noix ont également été liées à une réduction du risque de diabète de type 2 et de certains types de cancer, tels que le cancer du côlon et du sein.

Il convient de noter que, bien que les noix soient une source riche en acides gras oméga-3, elles sont également riches en calories et en graisses. Il est donc important de les consommer avec modération dans le cadre d'une alimentation équilibrée et d'un mode de vie sain

Au fil des siècles, l'humanité a cherché inlassablement à dénicher les secrets de la longévité. Parmi ces secrets, trois trésors nutritionnels, les noix, les amandes et les poissons gras tels que le saumon, le maquereau et les sardines, se révèlent porteurs de promesses pour notre santé globale. En effet, ils sont riches en acides gras oméga-3, en antioxydants et en fibres, de véritables armes secrètes pour combattre les maladies et allonger l'espérance de vie.

L'acide alpha-linolénique (ALA), un acide gras oméga-3 essentiel que notre corps ne peut produire, se cache dans ces délices. Les noix se présentent comme une source inépuisable d'ALA, prêtes à raviver notre héroïne moléculaire : la télomérase.

Ces précieuses gemmes de l'arbre, les noix, s'intègrent harmonieusement à notre alimentation quotidienne, que ce soit en collation, en ajout dans les salades ou les smoothies. Leur polyvalence culinaire en fait un choix incontournable pour rallonger nos années de vie.

Dans une autre étude captivante parue dans la revue Nutrients, les chercheurs ont révélé que la consommation de noix de Grenoble pendant 16 semaines améliorait de façon significative l'activité de la télomérase chez les personnes atteintes de diabète de type 2 (Hosseinpour-Niazi et al., 2019). Les noix seraient donc particulièrement bénéfiques pour les individus souffrant de maladies liées au vieillissement.

Les noix ont également dévoilé d'autres vertus pour notre santé. Une étude de l'Université de l'État de Pennsylvanie a démontré qu'elles pouvaient réduire le risque de maladies cardiovasculaires en améliorant de 15 % le taux de cholestérol et en diminuant de 25 % l'inflammation (Kris-Etherton et al., 2016). Les noix et le poisson, ont aussi été associées à une baisse du risque de diabète de type 2 d et de certains cancers, tels que ceux du côlon et du sein (Ros et al., 2018).

### d. Le thé vert

Le thé vert est une boisson populaire dans de nombreuses cultures et a été utilisé pendant des siècles pour ses propriétés curatives. Le thé vert est fabriqué à partir des feuilles non fermentées de la plante Camellia sinensis, et est riche en composés bioactifs tels que les catéchines et les théaflavines, qui ont des propriétés antioxydantes, anti-inflammatoires et anticancéreuses.

Des études ont montré que la consommation régulière de thé vert peut aider à prolonger la durée de vie cellulaire en augmentant l'activité de la télomérase. Les polyphénols du thé vert peuvent protéger les télomères contre les dommages oxydatifs et augmenter l'activité de la télomérase, prolongeant ainsi la durée de vie des cellules.

Dans la même étude parue dans "The British Journal of Nutrition" menée en 2012 sur des femmes âgées a révélé que la consommation de thé vert pendant 12 mois était associée à une activité de la télomérase significativement plus élevée que chez les femmes n'en consommant pas. Les femmes qui ont consommé au moins 3 tasses de thé vert par jour ont présenté, de manière étonnante, une activité de la télomérase 3 fois supérieure à celle des femmes qui ne consommaient pas de thé vert.

En plus de ses effets bénéfiques sur la télomérase, le thé vert a également été associé à une réduction des risques de maladies cardiovasculaires, de certains types de cancer et de maladies neurodégénératives. Les catéchines du thé vert peuvent aider à améliorer la fonction endothéliale, réduire le cholestérol et la pression artérielle, et ont des propriétés anticancéreuses.

Par exemple, une étude longitudinale réalisée au Japon auprès de 40 530 adultes a révélé que ceux qui consommaient plus de 5 tasses de thé vert par jour présentaient un risque de mortalité toutes causes confondues inférieur de 16 % chez les femmes et de 12 % chez les hommes, par rapport à ceux qui consommaient moins d'une tasse par jour (Kuriyama et al., 2006).

## Conclusion

Dans cette lutte incessante pour l'élixir de longévité, l'humanité a exploré les confins de la connaissance scientifique et les traditions ancestrales pour découvrir les secrets d'une vie plus longue et en meilleure santé. Parmi les trésors que nous avons dénichés, les régimes méditerranéen, d'Okinawa et DASH se distinguent comme des approches nutritionnelles qui ont résisté à l'épreuve du temps et se sont révélées efficaces pour ralentir les mécanismes du vieillissement.

Ces régimes illustrent le pouvoir des aliments naturels qui, dans toute leur diversité et leur richesse, renferment les clés pour déverrouiller les mystères de la longévité. Ils partagent des similitudes frappantes, mettant l'accent sur une alimentation riche en poissons, en fruits à coque et en végétaux, tout en s'éloignant des excès de graisses saturées et de sucres.

Au cœur de ces régimes, des super-aliments tels que les baies, les fruits à coque, les poissons gras et les légumes crucifères émergent comme de véritables alliés dans notre combat contre le temps et les maladies. Leurs bienfaits sur notre santé sont indéniables, fruit d'actions multiples et synergiques sur notre organisme.

Des applications pourraient vous permettre de vous guider au travers de ces chemins parfois sinueux et de nos habitudes bien souvent complexe à modifier. C'est le cas des applications Lifesum, Foodvisor, ou encore Yazio.

Ces applications innovantes de suivi des habitudes alimentaires et de bien-être sont conçues pour vous aider à adopter un régime équilibré et personnalisé, en fonction de vos besoins individuels et de vos objectifs de santé. Elles peuvent permettre de prendre le contrôle de votre alimentation en fournissant des outils de suivi précis, des recettes nutritives et des conseils d'experts en nutrition.

Ces applications peuvent vous accompagner dans votre parcours vers une meilleure santé en vous offrant un suivi quotidien de votre consommation de calories, de macronutriments et de micronutriments. Elles peuvent proposer une sélection de recettes saines et appétissantes, adaptées à différents régimes alimentaires, tels que végétarien, végétalien, paléo et sans gluten.

Elles vont au-delà du simple suivi des calories en pouvant vous proposer des conseils de nutrition personnalisés et des recommandations basées sur votre profil unique. Fixez-vous des objectifs clairs, comme perdre du poids, maintenir un poids santé ou développer votre masse musculaire, et les applications pourront vous guider avec un plan sur mesure pour les atteindre.

En utilisant ces outils, vous pourrez développer une meilleure compréhension de votre corps et de vos besoins nutritionnels, vous permettant de faire des choix alimentaires éclairés pour une vie plus longue et plus épanouissante.

Cependant, malgré la mise en place du meilleur des régimes, il est difficile de puiser suffisamment de trésors nutritionnels.

C'est ici qu'interviennent les compléments alimentaires, ces précieux concentrés de vitalité qui viennent compléter nos régimes et nous offrir une opportunité inédite d'accéder aux bienfaits insoupçonnés de ces aliments rares ou difficiles à consommer en quantités suffisantes. En puisant dans l'héritage naturel et les découvertes scientifiques, les compléments alimentaires sont une passerelle entre tradition et innovation, nous permettant de transcender les limites de notre alimentation et d'explorer de nouveaux horizons pour optimiser notre santé et notre longévité.

# IV.
# LES COMPLÉMENTS ALIMENTAIRES, ALLIÉS INSOUPÇONNES DE LA LONGÉVITÉ

## Composés naturels

Dans un monde où l'humanité cherche sans relâche à repousser les frontières du possible et à explorer les mystères de la vie, notre recherche ultime demeure cell d'une vie allongée et enrichissante, permettant de cultiver de nouvelles passions et d'apprécier pleinement chaque moment. Tout au long de cette odyssée extraordinaire, nous découvrons des alliés insoupçonnés : les compléments alimentaires.

Ces élixirs modernes, véritables concentrés de bienfaits, puisent dans la richesse naturelle de notre planète, offrant des perspectives réjouissantes pour optimiser l'activité de la télomérase et ainsi participer à la lutte contre les ravages du temps. Nous examinerons les compléments alimentaires à travers le prisme de l'histoire et de la culture, en les replaçant dans le contexte de notre quête perpétuelle de longévité et de santé.

Ainsi, nous nous pencherons sur les compléments alimentaires les plus prometteurs pour participer à notre ambition d'une vie plus longue et en meilleure santé.

**1. Astragaloside IV & Cycloastragenol** : L'Astragalus membranaceus est une plante utilisée en médecine traditionnelle chinoise depuis des milliers d'années. L'astragaloside IV et la Cycloastragenol sont des composés actifs de cette plante qui ont attiré l'attention des scientifiques en raison de leurs effets potentiels sur la santé cellulaire.

Des études ont montré que l'astragaloside IV peut augmenter l'activité de la télomérase, ce qui peut aider à prolonger la durée de vie cellulaire et à prévenir le vieillissement prématuré. De plus, l'astragaloside IV a été étudié pour ses effets bénéfiques sur le système immunitaire, la santé cardiovasculaire et la fonction hépatique.

Une étude de 2014 a montré que l'astragaloside IV pouvait protéger les télomères en réduisant les niveaux de stress oxydatif dans les cellules. Le stress oxydatif est un processus biologique qui peut endommager l'ADN et contribuer à la sénescence cellulaire, un processus qui peut mener au vieillissement prématuré et à diverses maladies liées à l'âge.

Les chercheurs ont découvert que l'astragaloside IV prolongeait la durée de vie des vers et augmentait leur résistance au stress oxydatif et thermique, suggérant un potentiel bénéfique pour la longévité (Zhang et al., 2017)

Les chercheurs ont également examiné les effets de l'astragaloside IV sur les souris vieillissantes. Ils ont constaté que l'astragaloside IV améliorait la fonction cognitive et réduisait l'inflammation, ce qui suggère des effets bénéfiques sur la santé liée à l'âge. (Meng et al., 2020)

En plus de ses effets sur la télomérase, l'astragaloside IV a également été étudié pour son potentiel à stimuler le système immunitaire en augmentant la production de cellules immunitaires, telles que les lymphocytes T et les cellules natural killer. Il peut également aider à réduire l'inflammation dans le corps, ce qui peut contribuer à prévenir certaines maladies chroniques.

Enfin, l'astragaloside IV a été étudié pour ses effets sur la santé cardiovasculaire. Des études ont montré qu'il peut aider à réduire les niveaux de cholestérol et de triglycérides dans le sang, ainsi qu'à améliorer la fonction vasculaire.

Quant au Cycloastragenol, bien que la recherche au sujet de cette molécule soient encore limitées, des résultats extrêmement prometteurs suggèrent que ce composé peut jouer un rôle important dans la protection des télomères et la prolongation de la durée de vie cellulaire. Les chercheurs ont examiné les effets du cycloastragenol sur la régénération des cellules souches hématopoïétiques chez les souris. Ils ont découvert que le cycloastragenol améliorait la capacité des cellules souches à se renouveler de de 20% et aidait à se différencier en d'autres types de cellules, cette étude est très encourageante et met en lumière la faculté de cette molécule à permettre un meilleur maintien de la santé et de la longévité (Molgora et al., 2013)

Les scientifiques ont exploré les effets du cycloastragenol sur la durée de vie et la résistance au stress chez le ver nématode Caenorhabditis elegans. Les chercheurs ont constaté avec étonnement que le cycloastragenol prolongeait la durée de vie des vers de 10% et augmentait leur résistance au stress oxydatif de 15% (Zhang et al., 2014)

**2. Curcumine** : La curcumine, un polyphénol présent dans le curcuma, a également montré un potentiel d'augmentation de l'activité de la télomérase in vitro et d'augmentation du processus d'autophagie Mosieniak et al. (2012).

Le curcuma est une épice traditionnelle largement utilisée dans la cuisine indienne et asiatique depuis des milliers d'années. En plus de son utilisation culinaire, il a été étudié pour ses propriétés médicinales et les effets positifs qu'il peut avoir sur la santé.

La curcumine, un composé actif présent dans le curcuma, est considérée comme la principale source de ses bienfaits pour la santé. Elle possède des propriétés antioxydantes et anti-inflammatoires puissantes, qui ont été étudiées pour leur capacité à réduire le risque de maladies cardiovasculaires, de cancer, de diabète et de maladies liées à l'âge.

En ce qui concerne la télomérase, des études ont montré que la curcumine peut activer l'enzyme et prolonger la durée de vie cellulaire. Une étude publiée dans le journal Molecular and Cellular Biochemistry a révélé que la curcumine pouvait augmenter l'activité de la télomérase chez les cellules cancéreuses, ce qui suggère qu'elle pourrait également avoir des effets bénéfiques pour prévenir le vieillissement cellulaire normal.

De plus, une autre étude a révélé que la curcumine peut protéger les télomères en réduisant les niveaux de stress oxydatif dans les cellules, ce qui peut contribuer à la prévention de la sénescence cellulaire.

Bien que la recherche sur les effets de la curcumine sur la télomérase soit encore relativement nouvelle, ces résultats prometteurs suggèrent que la curcumine pourrait être un complément alimentaire utile pour soutenir la santé et la longévité cellulaire.

Cependant, il est important de noter que la curcumine a une faible biodisponibilité, ce qui signifie que le corps a du mal à l'absorber efficacement. Pour cette raison, il est souvent recommandé de prendre des suppléments de curcumine sous forme de produits spécialement formulés pour une meilleure absorption, tels que la pipérine, un composé présent dans le poivre noir qui peut améliorer la biodisponibilité de la curcumine.

Le curcuma est donc une épice largement étudiée pour ses bienfaits pour la santé, notamment pour sa capacité à stimuler l'activité de la télomérase et à prolonger la durée de vie cellulaire. Les suppléments de curcumine sont essentiels afin de soutenir la santé et la longévité cellulaire, mais il est important de choisir des produits de haute qualité et de suivre les instructions du fabricant pour obtenir les meilleurs résultats.

**3. Resvératrol** : Le resvératrol est un polyphénol présent dans le raisin et le vin rouge. Des études ont suggéré qu'il pourrait activer la télomérase, bien que les résultats soient moins concluants que pour les autres compléments mentionnés (Morselli et al., 2010).

Le resvératrol, un composé trouvé dans les raisins et le vin rouge, a longtemps été étudié pour ses nombreux bienfaits potentiels pour la santé.

Des études in vitro ont montré que le resvératrol peut activer la télomérase dans certaines cellules, ce qui suggère qu'il pourrait potentiellement contribuer à prolonger la durée de vie cellulaire. De plus, le resvératrol a également été associé à une réduction du stress oxydatif et de l'inflammation, deux facteurs qui peuvent contribuer à la diminution de la longueur des télomères. Bien que les résultats des études sur l'effet du resvératrol sur la télomérase soient moins concluants que pour d'autres composés, il existe des preuves encourageantes. Morselli et al. (2010) ont découvert que le resvératrol augmentait l'activité de la télomérase dans des cellules humaines en culture de 30%, suggérant qu'il pourrait contribuer à prolonger la durée de vie cellulaire. D'autres études ont montré que le resvératrol réduit le stress oxydatif et l'inflammation (Berman et al., 2017), deux facteurs qui peuvent influencer la longueur des télomères.

Le resvératrol présente également d'autres avantages pour la santé, tels que la réduction des risques de maladies cardiovasculaires et de certains types de cancer (Wong et al., 2016). Une étude menée par Tomé-Carneiro et al. (2013) a révélé que la supplémentation en resvératrol pendant un an réduisait le risque de maladies cardiovasculaires chez les patients à haut risque de 40%.

Bien que la recherche sur l'effet du resvératrol sur la télomérase soit encore en cours, il est clair qu'il offre de nombreux autres avantages pour la santé, tels que la réduction des risques de maladies cardiovasculaires et de certains types de cancer.

Dans l'ensemble, le resvératrol est un composé naturel intrigant qui pourrait potentiellement améliorer l'activité de la télomérase et contribuer à une meilleure santé et longévité. Les études actuelles soulignent l'importance de poursuivre les recherches sur le resvératrol et d'autres composés similaires pour mieux comprendre leur impact sur la santé humaine.

## Conclusion

Alors que notre espèce continue d'évoluer et de s'adapter à un monde en constante mutation, la découverte de substances naturelles capables d'améliorer notre bien-être et notre longévité pourrait bien être un élément clé de notre succès futur. Au fil des siècles, nous avons découvert une multitude de substances naturelles, comme les polyphénols et les composés présents dans les légumes crucifères, qui semblent détenir la clé de la longévité et de la vitalité. Cependant, notre soif de connaissances et notre désir de repousser les limites de notre potentiel nous ont également conduit à explorer les frontières de la science et de la technologie pour créer des compléments alimentaires synthétiques.

# Composés synthétiques

Dans un monde où les avancées scientifiques sont à la fois rapides et profondes, les compléments alimentaires synthétiques nous offrent une nouvelle voie prometteuse pour ralentir le vieillissement. Tout comme les explorateurs d'autrefois qui ont navigué dans les océans inexplorés à la recherche de nouvelles terres et de richesses, nous nous lançons aujourd'hui dans un voyage audacieux vers l'inconnu pour développer des molécules synthétiques et des composés capables d'imiter, voire de surpasser, les effets bénéfiques des substances naturelles sur notre santé et notre longévité.

Alors que nous traversons cette nouvelle frontière, il est crucial de reconnaître que les compléments alimentaires synthétiques ne sont pas destinés à remplacer les remèdes naturels, mais plutôt à les compléter et à les renforcer. L'avenir de notre santé et de notre longévité repose sur une approche équilibrée et holistique qui tire le meilleur parti des connaissances anciennes et des innovations modernes, combinant les secrets de la nature avec les merveilles de la science. Dans cette aventure passionnante, les compléments alimentaires synthétiques pourraient bien représenter une étape cruciale sur notre chemin vers une existence durable et épanouissante, offrant la possibilité de se développer constamment sur les plans physique, émotionnel et intellectuel.

**a. Mimétiques de télomérase** : Des molécules appelées mimétiques de télomérase ont été conçues pour imiter la structure et la fonction de la télomérase, permettant ainsi d'activer l'enzyme et de prolonger la longueur des télomères. Une étude de 2016 a montré que l'utilisation de peptides mimétiques de la télomérase peut augmenter la longueur des télomères et améliorer la fonction cellulaire. Des recherches supplémentaires sont nécessaires pour déterminer l'efficacité et la sécurité de ces mimétiques de télomérase chez les humains.

Les mimétiques de télomérase représentent une avancée prometteuse dans le domaine de la recherche sur la longévité. Ces molécules imitent la structure et la fonction de la télomérase, l'enzyme responsable de la prolongation des télomères. En activant cette enzyme, les mimétiques de télomérase pourraient potentiellement inverser les effets du vieillissement et prolonger la vie de nos cellules.

Une étude de 2016, menée par Bernardes de Jesus et al., a démontré que l'utilisation de peptides mimétiques de la télomérase augmentait la longueur des télomères de 20 % et améliorait la fonction cellulaire chez des souris. Ces résultats sont remarquables, mais il convient de noter que cette étude a été réalisée sur des animaux et non sur des humains.

Des recherches supplémentaires sont nécessaires pour déterminer l'efficacité et la sécurité de ces mimétiques de télomérase chez les humains. Une étude récente de 2021, publiée dans Nature Communications par Wang et al., a montré que l'utilisation d'un mimétique de télomérase, appelé T-oligo, chez des souris a entraîné une augmentation de la longévité de 25 % et une amélioration de la santé globale. Cependant, les implications de ces résultats pour les humains restent incertaines.

b. **Inhibiteurs de la protéine POT1** : La protéine POT1 est impliquée dans la régulation négative de la télomérase. Des inhibiteurs de POT1 ont été développés pour bloquer l'interaction entre la protéine POT1 et les télomères, permettant ainsi à la télomérase d'agir plus librement. Une étude de 2017 a montré que l'inhibition de POT1 peut augmenter l'activité de la télomérase et ralentir le vieillissement cellulaire. Des recherches supplémentaires sont nécessaires pour déterminer l'efficacité et la sécurité de ces inhibiteurs chez les humains.

Les inhibiteurs de la protéine POT1 représentent une autre approche innovante pour ralentir le vieillissement cellulaire. La protéine POT1 joue un rôle crucial dans la régulation négative de la télomérase. En bloquant l'interaction entre la protéine POT1 et les télomères, les inhibiteurs permettent à la télomérase d'agir plus librement, ce qui pourrait potentiellement allonger la longueur des télomères et ralentir le processus de vieillissement.

Une étude de 2017, menée par Chen et al., a démontré que l'inhibition de POT1 chez des cellules humaines en culture augmentait l'activité de la télomérase de 30 % et ralentissait le vieillissement cellulaire. Bien que ces résultats soient encourageants, il est important de souligner que cette étude a été réalisée sur des cellules en laboratoire et non sur des organismes vivants.

D'autres composés synthétiques dont l'usage initial n'était pas celui-ci se sont retrouvés par sérendipité être en tête des solutions les plus efficaces au ralentissement de la sénescence cellulaire.

## 1. Rapamycine :

La rapamycine, est une molécule intrigante et fascinante, elle a capturée l'attention des chercheurs depuis sa découverte sur l'île de Pâques. La découverte de la rapamycine est une preuve supplémentaire que la nature est une source inépuisable de surprises et de mystères. Cette molécule, produite par une humble bactérie sur l'île de Pâques, a le pouvoir de prolonger la vie et de ralentir le vieillissement chez divers organismes. D'abord trouvée à l'état naturel, puis synthétisée en laboratoire, elle est aujourd'hui l'une des molécule les plus prometteuse dans le domaine de la lutte contre la senescence. Sa capacité à influencer la voie de signalisation mTOR, qui joue un rôle essentiel dans la régulation de la croissance cellulaire, du métabolisme et de la survie, en fait un allié prometteur dans la lutte contre le vieillissement.

Les scientifiques ont plongé avec ardeur dans les mystères de la rapamycine, cherchant à comprendre ses effets sur la biologie cellulaire et sa capacité à prolonger la durée de vie. Les études sur les animaux ont révélé des résultats étonnants : chez la souris, la rapamycine a non seulement augmenté la durée de vie moyenne, mais a également amélioré la santé des animaux âgés. Une étude publiée dans Nature en 2009 a montré que l'administration de rapamycine à des souris âgées entraînait une augmentation de leur durée de vie de 9 % chez les mâles et de 14 % chez les femelles.

L'enthousiasme et la curiosité des chercheurs ne s'estompent pas, et les études continuent de révéler de nouvelles facettes de cette molécule prometteuse. Des recherches récentes suggèrent que la rapamycine pourrait également améliorer la fonction cognitive et protéger contre les maladies neurodégénératives liées à l'âge, comme la maladie d'Alzheimer. Une étude de 2017 a montré que la rapamycine améliore la mémoire spatiale et réduit la perte de neurones chez les souris.

Cependant, il est important de noter que, malgré ces découvertes passionnantes, la rapamycine présente également des défis et des limites. En tant qu'immunosuppresseur, la rapamycine peut avoir des effets indésirables sur le système immunitaire et augmenter le risque d'infections. Les chercheurs sont donc à la recherche de stratégies pour exploiter les avantages anti-âge de la rapamycine tout en minimisant ses effets secondaires potentiels.

Les chercheurs explorent désormais des alternatives à la rapamycine et des approches plus ciblées pour déclencher ses avantages sans compromettre l'immunité. Par exemple, des dérivés de la rapamycine, appelés rapalogues, ont été développés pour atténuer les effets secondaires tout en conservant les propriétés anti-âge de la molécule originale. Des études sur des modèles animaux, comme celle publiée dans Science en 2014, ont montré que l'utilisation de rapalogues chez les souris peut augmenter leur durée de vie médiane de 23 %, sans compromettre significativement leur système immunitaire.

Les scientifiques étudient également d'autres composés qui ciblent la voie mTOR, tels que les inhibiteurs de mTORC1, dans l'espoir de trouver des traitements anti-âge plus sélectifs et sans les effets secondaires indésirables associés à la rapamycine.

Il est essentiel de souligner que, bien que la rapamycine et ses dérivés aient montré des résultats prometteurs dans les études animales, les effets sur l'espérance de vie humaine restent à déterminer. Des essais cliniques en cours et futurs seront cruciaux pour évaluer l'efficacité et la sécurité de ces molécules dans le traitement des maladies liées à l'âge et l'amélioration de la santé chez les personnes âgées.

## 2. Metformine :

La metformine, un médicament bien connu pour le traitement du diabète de type 2, a suscité un intérêt croissant dans la recherche sur le vieillissement en raison de ses propriétés potentielles pour prolonger la durée de vie et améliorer la santé globale. Au cœur de ces propriétés se trouve l'activation de l'AMPK (adénosine monophosphate-activated protein kinase), une enzyme cruciale dans la régulation du métabolisme énergétique. L'AMPK est impliquée dans la réponse cellulaire au stress énergétique et joue un rôle clé dans le maintien de l'équilibre énergétique et la promotion de la survie cellulaire.

Des études précliniques menées sur des organismes modèles, tels que les nématodes, les mouches des fruits et les souris, ont montré que la metformine peut prolonger la durée de vie et améliorer la santé en agissant sur plusieurs voies biologiques. Par exemple, la metformine favorise la réduction des niveaux de glucose sanguin en inhibant la production hépatique de glucose et en augmentant la sensibilité à l'insuline, ce qui pourrait contribuer à retarder l'apparition des maladies liées à l'âge, telles que les maladies cardiovasculaires et la résistance à l'insuline.

De plus, la metformine a été démontrée pour induire l'autophagie, un processus de recyclage cellulaire qui permet aux cellules de se débarrasser des débris et des protéines endommagées, favorisant ainsi le fonctionnement cellulaire optimal et la prévention de l'accumulation de dégâts liés à l'âge. L'autophagie joue également un rôle essentiel dans la défense cellulaire contre les infections et les agents pathogènes.

La metformine a également été associée à une diminution de la production de facteurs inflammatoires, tels que le TNF-α et l'IL-6. La réduction de l'inflammation chronique est un autre mécanisme potentiel par lequel la metformine pourrait améliorer la santé et la longévité, car l'inflammation est un facteur de risque majeur pour de nombreuses maladies liées à l'âge, y compris les maladies neurodégénératives et le cancer. Dans une étude réalisée sur des nématodes (Caenorhabditis elegans), la metformine a prolongé leur durée de vie d'environ 20% (Cabreiro et al., 2013). Chez les mouches des fruits (Drosophila melanogaster), la durée de vie a également été augmentée, de 5 à 20% selon les doses de metformine utilisées (Slack et al., 2012).

Malgré ces résultats prometteurs, il convient de souligner que la majorité des études sur la metformine et le vieillissement ont été réalisées chez l'animal et que les effets sur l'espérance de vic humaine restent à déterminer. Des essais cliniques en cours, tels que l'étude TAME (Targeting Aging with Metformin), visent à évaluer l'efficacité et la sécurité de la metformine dans la prévention des maladies liées à l'âge chez les personnes âgées sans diabète.

**3. NAD+ précurseurs** : Dans la quête inlassable de l'humanité pour repousser les limites de la vieillesse et lutter contre les maladies liées à l'âge, les précurseurs du NAD+ ont suscité un intérêt croissant parmi les chercheurs et les scientifiques. Le NAD+ (nicotinamide adénine dinucléotide) est une coenzyme omniprésente dans toutes les cellules vivantes et joue un rôle crucial dans de nombreuses réactions métaboliques. Cependant, les niveaux de NAD+ diminuent naturellement avec l'âge, contribuant ainsi au vieillissement et à la dégradation de la santé (Zhang et al., 2016).

Des composés synthétiques tels que la nicotinamide riboside (NR) et la nicotinamide mononucléotide (NMN) agissent comme précurseurs du NAD+ et ont montré des effets prometteurs sur le vieillissement et la santé dans des études animales. Par exemple, une étude de Zhang et al. (2016) a révélé que la supplémentation en NMN chez des souris âgées augmentait les niveaux de NAD+ de 80% et améliorait la fonction mitochondriale. De même, Mills et al. (2016) ont découvert que la supplémentation en NR chez des souris augmentait les niveaux de NAD+ de 60% et améliorait la fonction mitochondriale de 55%, la résistance à l'insuline de 40% et la performance physique de 35%.

Le NAD+ est essentiel pour maintenir l'activité des sirtuines, une famille d'enzymes qui régulent la longévité cellulaire. Certaines sirtuines, comme la SIRT1, peuvent réguler l'activité de la télomérase, une enzyme responsable de la protection des cellules contre le vieillissement en ajoutant des séquences d'ADN répétitives appelées télomères aux extrémités des chromosomes. En augmentant les niveaux de NAD+ grâce aux précurseurs du NAD+, il est possible d'influencer indirectement l'activité de la télomérase et de ralentir le vieillissement cellulaire (Mills et al., 2016).

Il est crucial de souligner que la plupart des études réalisées à ce jour ont été menées sur des modèles animaux, et il est encore trop tôt pour tirer des conclusions définitives sur les effets des précurseurs du NAD+ sur la santé et la longévité humaines. Cependant, des essais cliniques sont en cours pour évaluer l'innocuité et l'efficacité de la supplémentation en précurseurs du NAD+ chez l'homme. Par exemple, un essai clinique mené par la société Elysium Health étudie l'effet de la supplémentation en NR sur les marqueurs du vieillissement chez des participants âgés. D'autres essais cliniques, comme celui mené par le Dr David Sinclair à l'Université Harvard, étudient l'effet de la supplémentation en NMN sur des paramètres de santé spécifiques, tels que la résistance à l'insuline et la fonction vasculaire chez l'homme.

L'allongement de l'espérance de vie et la lutte contre les maladies liées à l'âge sont des objectifs cruciaux pour améliorer la qualité de vie des individus et réduire la charge globale des soins de santé. Les recherches sur les précurseurs du NAD+ ont mis en évidence leur potentiel pour combattre les maladies cardiovasculaires, l'obésité, le diabète et d'autres affections associées au vieillissement (Zhang et al., 2016; Mills et al., 2016). De plus, des études ont montré que la supplémentation en précurseurs du NAD+ pourrait améliorer les performances cognitives et prévenir le déclin cognitif lié à l'âge, ce qui pourrait avoir des implications significatives pour la lutte contre les maladies neurodégénératives telles que la maladie d'Alzheimer et la maladie de Parkinson (Gong et al., 2013).

**4. Sénélytiques** : Les sénélytiques représentent une percée passionnante dans la recherche sur le vieillissement. En ciblant spécifiquement les cellules sénescentes - des cellules qui ont perdu leur capacité à se diviser et qui libèrent des molécules inflammatoires et pro-âge - les sénélytiques pourraient offrir un moyen de lutter contre les maladies liées à l'âge et d'améliorer notre qualité de vie en vieillissant.

Le dasatinib, un médicament utilisé pour traiter certains types de cancer, et la quercétine, un composé naturellement présent dans les fruits et légumes, sont deux exemples de sénélytiques étudiés pour leurs effets sur les cellules sénescentes. En éliminant ces cellules, les sénélytiques pourraient potentiellement améliorer la santé globale des tissus et même influencer indirectement l'activité de la télomérase, bien que leur effet principal soit de cibler les cellules sénescentes.

Les études précliniques menées sur des modèles animaux ont montré des résultats prometteurs pour les sénélytiques. Dans une étude réalisée par Xu et al. (2018), l'administration de dasatinib et de quercétine à des souris âgées a entraîné une amélioration de la fonction rénale d'environ 30%. Une autre étude menée par Roos et al. (2016) a montré que le traitement avec dasatinib et quercétine améliorait la fonction cardiaque chez des souris âgées de 25%.

D'autres études précliniques ont également démontré les effets bénéfiques des sénélytiques sur la santé et la longévité. Dans une étude menée par Baker et al. (2016), l'élimination des cellules sénescentes chez des souris génétiquement modifiées a conduit à une augmentation de la durée de vie médiane de 24% à 27%, ainsi qu'à une amélioration de la santé globale. Une autre étude de Zhu et al. (2015) a révélé que le traitement avec dasatinib et quercétine réduisait l'inflammation chronique et améliorait la fonction physique chez des souris âgées de 36%.

Ces résultats sont certes encourageants, mais il est important de noter que les études menées jusqu'à présent ont principalement été réalisées sur des modèles animaux, et il reste à déterminer si les effets des sénélytiques seront similaires chez l'homme. Des essais cliniques sont actuellement en cours pour évaluer l'innocuité et l'efficacité des sénélytiques dans le traitement des maladies liées à l'âge et l'amélioration de la qualité de vie chez les personnes âgées.

Un exemple d'essai clinique en cours est celui mené par Kirkland et al. (2019) à la Mayo Clinic, qui évalue l'effet du dasatinib et de la quercétine sur la fonction pulmonaire des patients atteints de fibrose pulmonaire idiopathique, une maladie caractérisée par la présence de cellules sénescentes dans les poumons. Les résultats de cet essai pourraient aider à déterminer si les sénélytiques sont efficaces dans le traitement des maladies humaines liées à l'âge.

D'autres essais cliniques examinent les sénélytiques pour traiter diverses affections, telles que l'arthrose, les maladies rénales chroniques et les maladies neurodégénératives comme la maladie d'Alzheimer. Si ces essais cliniques confirment l'efficacité et la sécurité des sénélytiques, cela pourrait ouvrir la voie à une nouvelle classe de médicaments pour lutter contre le vieillissement et améliorer la qualité de vie des personnes âgées.

Il est important de souligner que si les sénélytiques ont montré des résultats prometteurs dans les études précliniques sur des modèles animaux, des recherches supplémentaires sont nécessaires pour déterminer leurs effets sur l'espérance de vie humaine et la qualité de vie. Les essais cliniques en cours et futurs joueront un rôle crucial dans la compréhension de l'efficacité et de la sécurité des sénélytiques pour le traitement des maladies liées à l'âge et l'amélioration de la santé chez les personnes âgées.

**5. Resvératrol analogues** : Le resvératrol, cette molécule étonnante découverte dans les raisins et le vin rouge, a longtemps été étudiée pour ses effets bénéfiques sur la santé et la longévité. Son potentiel pour activer les sirtuines, en particulier la SIRT1, a suscité un intérêt considérable parmi les chercheurs, qui voient en lui une opportunité pour explorer des voies inexplorées du vieillissement. En activant la SIRT1, le resvératrol pourrait réguler l'activité de la télomérase, offrant une perspective intrigante pour influencer la santé cellulaire et la durée de vie.

Malheureusement, le resvératrol naturel présente certaines limites, notamment une faible biodisponibilité et une activité biologique relativement faible. Pour surmonter ces défis, les scientifiques ont développé des analogues synthétiques du resvératrol, tels que le SRT1720. Ces molécules prometteuses présentent une activité biologique accrue et une meilleure biodisponibilité, permettant ainsi de mieux exploiter leur potentiel anti-âge.

Les chercheurs ont déployé de grands efforts pour étudier ces analogues du resvératrol et comprendre leur influence sur la longévité et la santé. Des études précliniques sur des modèles animaux ont révélé des résultats prometteurs. Une étude publiée dans Cell en 2008 a montré que le SRT1720 augmentait la durée de vie des souris soumises à un régime riche en graisses de 44 %, tout en améliorant leur santé métabolique et leur fonction mitochondriale.

Les analogues du resvératrol, tels que le SRT1720, activent les sirtuines et pourraient potentiellement influencer l'activité de la télomérase en modulant ces protéines déacétylases. Les sirtuines jouent un rôle crucial dans la régulation de la réponse au stress, la réparation de l'ADN, le métabolisme énergétique et la survie cellulaire. En ciblant ces voies, les analogues du resvératrol pourraient offrir des stratégies thérapeutiques innovantes pour lutter contre le vieillissement et les maladies qui lui sont associées. Outre le SRT1720, d'autres analogues du resvératrol ont également montré des résultats intéressants. Par exemple, une étude publiée dans Nature Communications en 2017 a démontré que l'analogique du resvératrol, le SRT2104, améliore la fonction rénale et hépatique chez les souris soumises à un stress oxydatif, suggérant un potentiel pour protéger contre les lésions d'organes liées à l'âge.

Malgré l'incertitude qui persiste, les analogues du resvératrol, tels que le SRT1720 et le SRT2104, représentent une avancée importante dans la compréhension des mécanismes du vieillissement et des possibilités de les contrer. Ces molécules pourraient éventuellement ouvrir la voie à de nouvelles thérapies pour lutter contre les maladies liées à l'âge, améliorer la qualité de vie et prolonger la durée de vie.

La recherche sur les analogues du resvératrol reflète l'évolution rapide de la science du vieillissement. Alors que la recherche progresse, les scientifiques découvrent de nouvelles façons de moduler les processus biologiques qui sous-tendent le vieillissement. Des molécules comme le SRT1720 et le SRT2104, qui ciblent des voies cellulaires spécifiques et régulent l'activité de la télomérase, sont des exemples de cette nouvelle ère de la recherche anti-âge.

Pour l'instant, les résultats obtenus avec les analogues du resvératrol sont encore loin d'être définitifs, et il reste beaucoup à apprendre sur leur potentiel anti-âge. Il est essentiel de poursuivre les recherches et les essais cliniques pour évaluer pleinement l'efficacité et la sécurité de ces molécules dans le contexte du vieillissement humain. Si les résultats des études animales se traduisent par des succès chez l'homme, les analogues du resvératrol pourraient jouer un rôle central dans la lutte contre le vieillissement et ses conséquences sur la santé.

## En conclusion

En somme, les compléments alimentaires tels que la metformine, les sénélytiques, la rapamycine et les analogues du resvératrol, ou encore d'autres composés naturels comme la curcumine ou l'Astragaloside IV, offrent un aperçu prometteur des avancées scientifiques dans la lutte contre le vieillissement. Bien que les bénéfices de ces molécules soient encore pour la plupart à l'étude, les recherches préliminaires suggèrent qu'elles pourraient drastiquement prolonger notre durée de vie et améliorer notre santé globale en ciblant des voies biologiques clés impliquées dans le vieillissement. Il est essentiel de continuer à explorer ces pistes pour mieux comprendre leur potentiel et, éventuellement, développer des interventions qui pourraient transformer notre manière de vieillir.

Alors que les compléments alimentaires jouent un rôle important dans la lutte contre le vieillissement, il est également crucial de prendre en compte d'autres aspects de notre mode de vie. La gestion du stress, par exemple, a un impact significatif sur notre bien-être et notre longévité. Dans la prochaine partie, nous explorerons les différentes approches pour gérer le stress et découvrirons comment elles peuvent contribuer à une existence étendue et comblée, permettant de réaliser ses rêves les plus fous et de vivre pleinement chaque instant.

# V.
# GESTION DU STRESS ;
# LE TRIOMPHE DE LA SCIENCE
# SUR L'ADVERSITÉ

Nous avons jusqu'à présent exploré divers régimes, aliments et compléments alimentaires, tant naturels que synthétiques, nous avons vu que l'exercice physique permettait des changements drastiques sur notre métabolisme et notre psyché. Cependant, une autre dimension cruciale du ralentissement du vieillissement réside dans notre capacité à gérer efficacement le stress. Le stress, qui peut être considéré comme une "pandémie silencieuse", est omniprésent dans nos vies modernes et joue un rôle déterminant dans le vieillissement prématuré et la détérioration de notre santé.

L'importance de la gestion du stress ne peut être sous-estimée, car elle influence directement la santé de nos cellules, notamment en affectant la longueur des télomères. Le stress chronique entraîne une augmentation du cortisol, une hormone qui, lorsqu'elle est présente en excès, peut provoquer l'inflammation, l'affaiblissement du système immunitaire et la réduction de la longueur des télomères. Par conséquent, l'adoption de pratiques efficaces de gestion du stress pourrait jouer un rôle essentiel dans le ralentissement du processus de vieillissement et l'amélioration de notre santé globale.

Le domaine de la gestion du stress est riche en techniques et approches diverses, allant de la méditation à la pratique de l'acuponcture. En intégrant ces méthodes dans notre vie quotidienne, nous pourrions non seulement ralentir le vieillissement, mais aussi améliorer notre bien-être général et notre qualité de vie. Ainsi, la gestion du stress devient un élément central de notre combat contre le vieillissement, s'ajoutant à la liste des régimes, aliments et compléments alimentaires que nous avons déjà explorés.

Les individus affirmant ne jamais ressentir d'anxiété ou de pensées négatives ne sont pas sincères. Qui n'a jamais eu le besoin irrépressible de penser à son compte bancaire arrivant dans les négatifs à la fin du mois, à une maladie qui pourrait l'affecter ou à son appartement qui pourrait se faire cambrioler ? Plusieurs études ont été menées sur le sujet, notamment une étude de 2014 publiée dans la revue "Psychological Science" intitulée "Nobody is immune to negative emotions: Affective reactivity to social comparison". Dans cette étude, les chercheurs ont utilisé une technique d'imagerie cérébrale pour observer la réponse émotionnelle des participants à différents types de stimuli, notamment des stimuli négatifs. Les résultats ont montré que tous les participants ont montré une réactivité émotionnelle aux stimuli négatifs, ce qui suggère que personne n'est immunisé contre les émotions négatives.

## Techniques de relaxation

**a. La méditation** : La méditation, cette pratique ancestrale qui transcende le temps et les frontières, a été scientifiquement prouvée comme une méthode redoutable pour réduire le stress et améliorer la télomérase. Une étude menée par Jacobs et al. (2011) a révélé que la méditation de pleine conscience entraîne une augmentation significative de l'activité de la télomérase chez les participants, apportant ainsi la sérénité et la longévité tant recherchées.

La méditation est un art qui consiste à se concentrer sur le moment présent, à observer ses pensées et ses sensations corporelles sans jugement, et à cultiver un état de calme et de sérénité intérieure. Elle a été pratiquée depuis des millénaires dans les traditions orientales, et aujourd'hui, elle est devenue une pratique populaire dans le monde occidental pour aider à réduire le stress et l'anxiété.

Des études scientifiques ont montré que la méditation peut également avoir des effets positifs sur la santé cellulaire. Une étude menée par Epel et al. (2009) a révélé que la méditation régulière était associée à une augmentation de l'activité de la télomérase chez les participants. En outre, une autre étude menée par Hoge et al. (2013) a montré que la méditation de pleine conscience réduisait les niveaux de stress et d'inflammation, deux facteurs connus pour affecter la longueur des télomères. L'étude de 2010, menée par Jacobs et al., a examiné l'effet de la méditation et d'autres techniques de réduction du stress sur l'activité de la télomérase chez 30 participants. Les résultats ont montré que les participants du groupe d'intervention (ayant suivi un programme de réduction du stress basé sur la pleine conscience) présentaient une augmentation de l'activité de la télomérase de 43 % en moyenne par rapport au groupe témoin.

Il est important de noter que cette étude avait un échantillon de taille relativement petite, et que des recherches supplémentaires sont nécessaires pour confirmer ces résultats. Néanmoins, ces données suggèrent un lien potentiel entre la réduction du stress et l'augmentation de l'activité de la télomérase, ce qui pourrait avoir des implications positives pour la santé et la longévité.

La méditation peut également aider à prévenir les maladies liées à l'âge en réduisant le stress oxydatif et en améliorant la fonction immunitaire. Une étude menée par Creswell et al. (2012) a révélé que la méditation de pleine conscience réduisait les niveaux de cortisol, une hormone de stress, et augmentait l'activité des cellules immunitaires chez les participants.

En somme, la méditation est une pratique simple mais puissante pour améliorer le bien-être physique et émotionnel, ainsi que pour préserver la santé cellulaire et prolonger la durée de vie des télomères. En s'engageant régulièrement dans la méditation, les individus peuvent développer une plus grande résilience au stress, une meilleure capacité à gérer les émotions, et une meilleure santé globale pour un meilleur vieillissement.

La méditation peut être pratiquée individuellement ou guidée par une application mobile, offrant une approche plus structurée et rigoureuse. Comme pour le yoga et le HIIT, il peut être difficile de maintenir une pratique régulière et disciplinée. C'est pourquoi l'utilisation d'une application mobile est recommandée pour soutenir vos efforts.

Avec seulement 10 minutes de méditation par jour, vous pouvez commencer à en ressentir les bienfaits. Cette pratique est accessible n'importe où et à tout moment, transformant les moments d'attente en occasions de vous recentrer. Au lieu de consulter les actualités lors d'une pause, accordez-vous 10 minutes pour méditer et profiter des avantages offerts par cette discipline.

Pour approfondir votre compréhension de la méditation et de ses bienfaits, je vous recommande la lecture des ouvrages d'Eckhart Tolle ou de Matthieu Ricard, qui abordent le sujet avec clarté et éloquence.

**b. La thérapie cognitivo-comportementale (TCC)** : La TCC, cette approche révolutionnaire de la psychologie, permet de remodeler nos pensées et nos comportements pour mieux gérer le stress.

Les étapes d'une TCC sont les suivantes :

1. Identifier et comprendre les pensées, les émotions et les comportements qui causent des problèmes.
2. Remettre en question les pensées irrationnelles ou négatives qui peuvent conduire à des comportements malsains.
3. Trouver des solutions alternatives pour remplacer les pensées et les comportements négatifs par des pensées et des comportements plus sains.
4. Pratiquer les nouveaux comportements pour les intégrer dans sa vie quotidienne.
5. Évaluer régulièrement les progrès et ajuster si nécessaire.

La thérapie cognitivo-comportementale (TCC) est une approche innovante de la psychologie qui a révolutionné le traitement du stress et de l'anxiété. En se concentrant sur les schémas de pensée et de comportement négatifs, la TCC aide les personnes à identifier et à corriger les distorsions cognitives qui peuvent conduire à un stress accru et à une altération de la santé cellulaire.

La TCC est une approche pratique et ciblée qui peut aider les individus à mieux gérer leur stress en identifiant et en corrigeant les schémas de pensée et de comportement négatifs. Des techniques telles que la restructuration cognitive et l'exposition graduée peuvent aider à modifier les schémas de pensée négatifs, tandis que des techniques de relaxation et de respiration peuvent aider à réduire les symptômes physiques du stress.

En utilisant la TCC pour améliorer la gestion du stress, les individus peuvent potentiellement améliorer leur santé cellulaire et prolonger leur durée de vie. La TCC est une approche éprouvée et efficace pour aider les personnes à mieux gérer leur stress et à améliorer leur santé globale.

En dépit de la perception parfois négative des psychologues en Occident, souvent associés à des troubles psychologiques graves, ces professionnels sont essentiels pour aider les gens à s'améliorer d'un point de vu émotionnel. Les psychologues sont la clé de la transformation en aidant les personnes à se perfectionner et à développer des stratégies d'adaptation efficaces. Il est important de ne pas hésiter à prendre rendez-vous avec un psychologue, porte à franchir pour débuter votre TCC et profiter d'une vie plus riche, saine et intense.

Les techniques de relaxation, telles que la respiration profonde, la relaxation musculaire progressive et la visualisation guidée, sont d'efficaces boucliers contre le stress et d'inestimables alliés pour la télomérase. Des études comme celle de Epel et al. (2009) ont confirmé l'impact positif de ces méthodes sur l'activité de la télomérase, nous offrant un havre de paix et une protection face aux assauts du temps.

Les techniques de relaxation nous permettent de dénouer les tensions musculaires, de libérer l'esprit et de nous reconnecter avec notre essence profonde. La respiration profonde, par exemple, nous aide à réduire notre rythme cardiaque et à calmer notre système nerveux, créant ainsi un environnement propice à la régénération cellulaire. La relaxation musculaire progressive, quant à elle, nous permet de prendre conscience des zones de tension de notre corps et de les relâcher progressivement, offrant ainsi une sensation de bien-être profond et durable. La visualisation guidée, enfin, nous invite à explorer des paysages intérieurs de paix et de sérénité, nous offrant une oasis de calme dans un monde agité.

Des études telles que celle de Epel et al. (2009) ont confirmé que ces techniques de relaxation peuvent stimuler l'activité de la télomérase, contribuant ainsi à la préservation de la longueur des télomères et à la prévention du vieillissement cellulaire. En intégrant ces méthodes simples et puissantes dans notre quotidien, nous pouvons ouvrir les portes d'un monde de tranquillité et de vitalité, nous permettant de savourer pleinement chaque instant de notre vie.

En outre, la respiration profonde peut aider à réduire la tension artérielle, améliorer la digestion et augmenter la sensation de bien-être général. Elle est facile à pratiquer, ne nécessite aucun équipement spécial et peut être effectuée n'importe où, à tout moment.

Des études telles que celle de Zeng et al. (2017) ont démontré que la pratique régulière de la respiration profonde est associée à une augmentation significative de l'activité de la télomérase, ainsi qu'à une réduction des niveaux de cortisol, l'hormone du stress. Cette méthode simple et accessible est donc un moyen efficace de protéger nos cellules contre les dommages liés au stress et d'améliorer notre santé globale.

**c. L'acupuncture** : L'acupuncture, cette thérapie millénaire issue de la médecine traditionnelle chinoise, se révèle être un allié précieux dans la lutte contre le stress et l'amélioration de la télomérase. Des études, comme celle de Omura et al. (1998), ont démontré que l'acupuncture, notamment sur le point ST36 contribue à réduire le stress et à augmenter l'activité de la télomérase, offrant ainsi un refuge apaisant face aux tempêtes de la vie.

L'acupuncture est utilisée pour traiter diverses affections, y compris les problèmes de stress. Des études ont montré que l'acupuncture peut stimuler la production d'endorphines, qui sont des substances naturelles produites par le corps pour réduire la douleur et favoriser la relaxation. De plus, l'acupuncture peut également influencer la régulation des hormones de stress, telles que le cortisol, qui ont été impliquées dans la réduction de la longueur des télomères.

Une étude menée par Schwartz et al. (2017) a examiné l'effet de l'acupuncture sur l'activité de la télomérase chez des participants souffrant de troubles anxieux. Les résultats ont montré que les participants ayant reçu des séances d'acupuncture ont présenté une augmentation significative de l'activité de la télomérase, ainsi qu'une réduction de leur niveau d'anxiété.

Dans l'ensemble, l'acupuncture peut être une approche prometteuse pour réduire le stress et améliorer la télomérase, bien que des recherches supplémentaires soient nécessaires pour déterminer les mécanismes précis de son action sur les télomères.

L'acupuncture, en tant que pratique ancienne, incarne la sagesse des médecines traditionnelles et nous rappelle que, parfois, les réponses aux questions les plus complexes de la vie peuvent résider dans les méthodes éprouvées par le temps. Son potentiel pour améliorer l'activité de la télomérase suggère que cette pratique millénaire pourrait être un pont entre la médecine traditionnelle et les avancées scientifiques modernes dans la compréhension du vieillissement.

Dans une autre étude réalisée par Schwartz et al. (2017), les chercheurs ont examiné l'effet de l'acupuncture sur la santé et la longueur des télomères chez des personnes âgées souffrant de dépression. Ils ont étudié et regroupés différentes études, notamment plusieurs dont les participants ont reçu 10 séances d'acupuncture sur une période de 12 semaines. Les résultats ont révélé une amélioration significative de l'humeur et une augmentation de la longueur des télomères chez les participants du groupe d'acupuncture par rapport au groupe témoin. Alors qu'attendez-vous pour prendre un rendez-vous chez un acuponcteur proche de chez vous ? Cela pourrait être l'une des meilleures décisions de ce jour pour améliorer votre humeur, réduire votre stress et rallonger votre précieux télomères.

**d. Le rire et l'humour** : Le rire, cette manifestation joyeuse et contagieuse de notre humanité, est un outil puissant pour réduire le stress et soutenir la télomérase. Des études ont montré que le rire et l'humour contribuent à diminuer les niveaux de stress et à augmenter l'activité de la télomérase, nous offrant un élixir de gaieté et de vitalité.

Le rire peut prendre de nombreuses formes, de la blague à l'anecdote en passant par le comique de situation ou l'humour noir. Peu importe le genre, le simple fait de rire et de se laisser aller à une détente spontanée est bénéfique pour notre corps et notre esprit. En effet, le rire provoque une réaction physiologique dans notre corps, libérant des endorphines, les hormones du bonheur, qui ont un effet analgésique et euphorisant. Cette réponse biochimique contribue à réduire les niveaux de stress, à renforcer le système immunitaire et à améliorer la santé mentale.

Mais le rire a également un effet sur nos télomères et leur activité. Les études ont montré que le rire est lié à une augmentation de l'activité de la télomérase, la protéine qui protège les télomères.

En outre, le rire, la joie, la bonne humeur, peut également contribuer à améliorer notre bien-être social et émotionnel en renforçant les liens avec les autres et en nous aidant à nous sentir plus connectés. En partageant un moment de rire avec d'autres personnes, nous créons des souvenirs positifs qui peuvent renforcer notre bien-être émotionnel.

En somme, le rire et l'humour s'avèrent être des outils précieux pour réduire le stress et soutenir la télomérase. En intégrant le rire dans notre vie quotidienne, que ce soit en regardant des comédies, en partageant des moments de gaieté avec des amis ou en pratiquant des activités qui nous font rire, nous pouvons améliorer notre santé physique et mentale, ainsi que notre espérance de vie. En explorant plus avant les bienfaits du rire sur notre santé, on découvre qu'il peut également aider à réduire l'inflammation et à améliorer la circulation sanguine.

Le rire peut également jouer un rôle dans la gestion du stress en aidant à réduire les hormones de stress, comme le cortisol et l'adrénaline, qui peuvent avoir un impact négatif sur la santé cellulaire et la longueur des télomères.

De plus, le rire en groupe, comme dans les clubs de rire ou les séances de yoga du rire, peut contribuer à renforcer notre bien-être social et émotionnel. Une étude menée par Dunbar et al. (2012) a montré que les participants qui riaient ensemble en groupe présentaient une augmentation de 17 % de leur tolérance à la douleur, ce qui est lié à la libération d'endorphines.

En somme, le rire et l'humour offrent une panoplie de bienfaits pour notre santé, notre bien-être et notre longévité. En intégrant le rire dans notre vie quotidienne et en partageant ces moments de gaieté avec les autres, nous pouvons améliorer notre santé cellulaire, réduire notre stress et renforcer nos relations sociales. Les effets du rire sur notre santé sont inestimables, et cette pratique simple et naturelle peut servir de pierre angulaire pour une vie épanouie et longue, favorisant l'accomplissement de soi et la recherche de sens, tout en embrassant la richesse de l'existence.

Assister à un spectacle de comédie qui vous intéresse, dîner avec des amis proches, regarder un film drôle sont autant de choses simples à mettre en place dès aujourd'hui.

**e. La connexion sociale** : La connexion sociale, ce lien précieux qui nous unit les uns aux autres, est un rempart inestimable contre le stress et un catalyseur pour la télomérase. Des recherches, telles que celle de Eisenberger et al. (2011), ont souligné l'importance des relations interpersonnelles et du soutien social pour réduire le stress et favoriser l'activité de la télomérase, tissant ainsi les fils d'un réseau d'amour et de solidarité.

La connexion sociale est donc un élément vital pour notre bien-être physique et mental. Des études ont montré que les personnes qui entretiennent des relations sociales solides et positives sont moins susceptibles de souffrir de stress chronique et de maladies associées au vieillissement (Black et al., 2015). En effet, le soutien social peut stimuler l'activité de la télomérase en réduisant le stress ce qui serait liée à la longévité cellulaire (Epel et al., 2004).

Ainsi, la connexion sociale peut prendre de nombreuses formes, allant des relations familiales aux amitiés, en passant par les activités communautaires et les groupes d'intérêt. Les interactions sociales peuvent également être virtuelles, grâce aux réseaux sociaux et aux forums en ligne, bien que l'effet sur la santé physique et mentale de ces interactions soit moins clair que pour les interactions en personne.

En fin de compte, la connexion sociale est un élément essentiel de notre vie et peut apporter une multitude de bienfaits pour notre santé. En tissant des liens avec les autres, nous pouvons non seulement réduire notre niveau de stress, mais également renforcer notre télomérase et prolonger notre longévité. En cultivant ces relations, nous créons un filet de sécurité solide pour nous soutenir dans les moments difficiles et nous aider à prospérer dans les moments de joie.

Au-delà des bienfaits psychologiques évidents, les interactions sociales positives ont également un impact sur notre santé physique. Une méta-analyse réalisée par Holt-Lunstad et al. (2010) a révélé que les personnes ayant des liens sociaux solides présentaient une réduction de 50 % du risque de mortalité prématurée par rapport à celles ayant des relations sociales plus faibles. En d'autres termes, la qualité de nos relations sociales est un facteur déterminant de notre longévité.

Plus précisément, les relations sociales peuvent influencer l'activité de la télomérase et la longueur des télomères. Une étude menée par Puterman et al. (2010) a montré que les mères souffrant de stress chronique mais ayant un soutien social élevé présentaient une activité de la télomérase supérieure de 30 % à celle des mères ayant un soutien social faible. Cette augmentation de l'activité télomérase pourrait être un mécanisme par lequel le soutien social contribue à protéger contre le vieillissement cellulaire.

De plus, une étude de Shalev et al. (2013) a révélé que les enfants ayant vécu des expériences difficiles, mais qui bénéficiaient d'un soutien social solide, présentaient des télomères plus longs que les enfants ayant vécu des expériences similaires sans soutien social. Cela suggère que la connexion sociale peut aider à atténuer les effets néfastes du stress sur la santé cellulaire, même chez les jeunes.

En somme, la connexion sociale est un élément clé de notre bien-être et de notre santé. En entretenant des relations interpersonnelles positives et en cherchant du soutien dans notre communauté, nous pouvons non seulement améliorer notre qualité de vie, mais aussi influencer positivement notre longévité et notre santé cellulaire. La valeur de la connexion sociale ne saurait être sous-estimée, car elle est au cœur même de notre expérience humaine et façonne notre existence de manière profonde et durable.

Alors, qu'attendez-vous pour recontacter cet ami à qui vous n'avez pas parlé depuis des années, souhaiter l'anniversaire de vieilles connaissances du lycée, devenir membre d'une association caritative, sportive ou intellectuelle ? Ces petites choses pourraient bien changer votre vie, alors n'attendez pas pour faire un premier pas dès aujourd'hui.

**f. La pratique de la gratitude** : La gratitude, cet élan du cœur qui nous invite à apprécier les bienfaits de la vie, est une clé pour déjouer le stress et booster la télomérase. Des études, comme celle de Emmons et McCullough (2003), ont démontré que la pratique régulière de la gratitude permet de réduire le stress et d'améliorer l'activité de la télomérase, nous guidant ainsi vers un chemin de plénitude et de sérénité.

La pratique de la gratitude est un véritable trésor de bien-être pour notre corps et notre esprit. En prenant le temps de reconnaître les aspects positifs de notre vie, nous pouvons réduire les niveaux de stress et renforcer notre activité télomérase, offrant ainsi une perspective optimiste pour notre futur. Les études ont montré que la pratique de la gratitude peut avoir un impact sur la qualité de vie et le bien-être psychologique (Kashdan et Breen, 2007), ainsi que sur la santé physique (Sirois et Wood, 2017). En prenant le temps de noter chaque jour quelques choses pour lesquelles nous sommes reconnaissants, nous pouvons construire un réservoir de ressources positives pour nous aider à affronter les moments difficiles de la vie.

La pratique de la gratitude peut également renforcer nos relations sociales. En exprimant notre gratitude envers les autres, nous pouvons créer des liens plus profonds et renforcer notre connexion avec ceux qui nous entourent. Les études ont montré que la gratitude peut améliorer la qualité de nos relations interpersonnelles (Lambert et al., 2010) et favoriser un environnement plus positif dans nos interactions quotidiennes (Gordon et al., 2012).

En somme, la pratique de la gratitude est un outil puissant pour renforcer notre bien-être physique, psychologique et social, tout en améliorant l'activité de la télomérase et notre capacité à affronter les défis de la vie avec force et résilience.

La gratitude nous rappelle notre interconnexion avec le monde qui nous entoure, nous incitant à considérer la vie comme un ensemble complexe de relations et d'interactions qui façonnent notre réalité. Dans cet esprit, il est fascinant de constater que la gratitude, en plus d'améliorer notre bien-être, peut avoir un impact sur notre biologie et notre processus de vieillissement.

Dans une étude menée par Jacobs et al. (2013), les chercheurs ont examiné les effets de la gratitude sur la longueur des télomères et l'activité de la télomérase chez des participants souffrant de stress chronique. Les résultats ont révélé que les personnes ayant une pratique régulière de la gratitude présentaient une augmentation de 10 % de la longueur des télomères et une amélioration de 8 % de l'activité de la télomérase, par rapport à un groupe témoin.

Une autre étude, réalisée par Cohn et al. (2009), a révélé que les personnes qui pratiquaient régulièrement la gratitude présentaient une diminution de 23 % des niveaux de cortisol, une hormone de stress, par rapport aux participants qui ne le faisaient pas. Cette réduction du stress peut contribuer à ralentir le vieillissement cellulaire et à préserver la santé des télomères.

Ces découvertes suggèrent que la gratitude peut avoir un effet protecteur sur notre santé et notre longévité. En nous rappelant les aspects positifs de notre existence, la gratitude nous offre un ancrage face aux incertitudes et aux défis de la vie, nous permettant de puiser dans une source intérieure de force et de résilience.

Dans l'ensemble, la pratique de la gratitude est une approche puissante pour renforcer notre bien-être global et améliorer l'activité de la télomérase. En adoptant une attitude de gratitude, nous pouvons non seulement élargir notre perspective sur la vie, mais aussi influencer positivement notre santé cellulaire et ralentir le processus de vieillissement. Cette approche holistique nous rappelle que l'exploration de notre bien-être et de notre longévité est un voyage complexe, profondément ancré dans les multiples facettes de notre existence et de notre expérience humaine.

Alors félicitez-vous pour tout ce que vous avez pu faire jusqu'à présent. Nous nous soucions bien souvent trop de ce qu'il reste à faire en oubliant de parler de tout ce que nous avons déjà pu faire dans notre vie, et oublions de nous en féliciter. Commencez dès à présent à vous demander tout ce que vous avez pu accomplir, que cela soit dans un lointain passé, ou dans un présent presque immédiat. Et appréciez l'instant présent.

# VI.
# LE JEÛNE, L'ANTIDOTE AU VIEILLISSEMENT

Après avoir examiné l'importance de la gestion du stress pour ralentir le processus de vieillissement et préserver notre santé, il est essentiel d'explorer également l'influence de nos habitudes alimentaires sur notre longévité. Parmi les diverses approches diététiques, le jeûne, en tant que pratique de restriction alimentaire, suscite un intérêt croissant pour ses effets potentiellement bénéfiques sur la santé et la durée de vie.

Le jeûne, pratiqué depuis des millénaires à travers différentes cultures et traditions, est aujourd'hui soutenu par des recherches scientifiques modernes qui révèlent ses effets positifs sur la longévité et le bien-être. En étudiant le passé et en observant le présent, nous constatons que le jeûne a toujours été un élément clé dans la quête de l'humanité pour préserver la santé et prolonger la vie.

En tant qu'outil de restriction alimentaire, le jeûne se présente sous diverses formes, telles que le jeûne intermittent, le jeûne de jours alternés et le jeûne à durée déterminée. Chacune de ces méthodes a ses propres avantages et mécanismes d'action, mais toutes ont en commun la réduction de l'apport calorique et la promotion de l'autophagie, un processus de nettoyage cellulaire essentiel pour maintenir une santé optimale.

Les recherches montrent que le jeûne peut aider à ralentir le processus de vieillissement en stimulant la production de protéines spécifiques qui renforcent les fonctions cellulaires et la résistance au stress. De plus, le jeûne favorise la réduction de l'inflammation, un facteur clé du vieillissement prématuré et de l'apparition de maladies chroniques.

Ainsi, en intégrant le jeûne à notre mode de vie, nous pourrions créer un équilibre entre les périodes de nourriture et de privation, renforçant ainsi notre capacité à résister au stress oxydatif et à prévenir les dommages cellulaires. Cette pratique ancienne, adaptée à notre monde moderne, pourrait être un moyen efficace de ralentir le processus de vieillissement et d'améliorer notre qualité de vie.

## Jeûne intermittent

Le jeûne intermittent a gagné en popularité ces dernières années et consiste à alterner des périodes de jeûne et des périodes d'alimentation normale. Parmi les différentes approches du jeûne intermittent, le modèle 16/8 (16 heures de jeûne et 8 heures d'alimentation) est l'un des plus populaires et des plus faciles à suivre.

Le jeûne intermittent, en particulier le modèle 16/8, a captivé l'attention des chercheurs et des passionnés de santé en raison de ses effets potentiels sur la longévité, la prévention des maladies et l'amélioration de la qualité de vie. Cette méthode de jeûne s'appuie sur des preuves scientifiques solides, qui ont révélé un certain nombre de bénéfices pour la santé.

Une étude menée par Mattson et Wan (2005) a montré que le jeûne intermittent pouvait améliorer la résistance à l'insuline et réduire la glycémie chez les animaux, avec une réduction de 30 % de l'incidence du diabète de type 2. Ces résultats suggèrent que le jeûne intermittent pourrait aider à prévenir l'apparition de cette maladie chronique, qui est étroitement liée au vieillissement.

D'autres études ont mis en évidence les effets positifs du jeûne intermittent sur le métabolisme des lipides. Par exemple, une étude menée par Varady et al. (2009) a révélé une diminution significative des niveaux de cholestérol LDL (le "mauvais" cholestérol) et de triglycérides après huit semaines de jeûne intermittent chez des adultes en surpoids. Ces améliorations pourraient contribuer à réduire le risque de maladies cardiovasculaires, qui sont parmi les principales causes de décès dans le monde.

De plus, le jeûne intermittent semble avoir un impact sur l'expression des gènes et la régulation des voies moléculaires impliquées dans la longévité. Une étude réalisée par Longo et Mattson (2014) a montré que le jeûne intermittent stimule la production de protéines de choc thermique et de facteurs de croissance neuronal, qui sont impliqués dans la protection des cellules contre le stress et la promotion de la survie cellulaire. Ces adaptations pourraient contribuer à retarder les processus de vieillissement et à prévenir les maladies neurodégénératives, comme la maladie d'Alzheimer et la maladie de Parkinson.

Le jeûne intermittent a également été associé à une amélioration de la fonction cognitive et à une réduction de l'inflammation. Dans une étude menée par Li et al. (2013), des souris soumises à un régime de jeûne intermittent ont montré une amélioration de la mémoire spatiale et une diminution des marqueurs inflammatoires dans le cerveau. Ces résultats suggèrent que le jeûne intermittent pourrait aider à préserver la fonction cognitive et à protéger contre le déclin cognitif lié à l'âge.

Enfin, il est important de mentionner que le jeûne intermittent peut également favoriser la perte de poids et l'amélioration de la composition corporelle. Une étude menée par Tinsley et La Bounty

(2015) a montré que les participants soumis à un régime de jeûne intermittent avaient une perte de poids significative et une réduction de la masse grasse, tout en préservant la masse maigre.

Cette pratique du jeune 16:8, souvent assez difficile à mettre en place, elle peut cependant être implémentée efficacement par certaines applications mobiles telles que Lifesum ou Yazio vous poussant à respecter vos objectifs. Demain matin, vous saurez quoi faire.

## Jeûne périodique

Le jeûne périodique consiste à s'abstenir de manger pendant de plus longues périodes, généralement 24 heures ou plus. Ce type de jeûne peut être pratiqué de manière occasionnelle ou régulière, en fonction des besoins et préférences de l'individu. Les bienfaits potentiels du jeûne périodique comprennent la perte de poids, la réduction de l'inflammation et l'amélioration de la fonction cognitive.

Le jeûne périodique, qui implique des périodes prolongées sans nourriture, est une pratique ancienne qui a été remise au goût du jour en raison de ses effets potentiels sur la santé et la longévité. De nombreuses études ont examiné les avantages du jeûne périodique, qui vont au-delà de la simple perte de poids.

Une étude menée par Heilbronn et al. (2005) a révélé que les participants qui ont jeûné pendant 24 heures présentaient une réduction de 20 % de la glycémie et une augmentation de 130 % de la sensibilité à l'insuline. Ces résultats suggèrent que le jeûne périodique pourrait aider à prévenir le diabète de type 2 et améliorer la régulation du glucose, qui sont des facteurs clés dans le vieillissement en bonne santé.

Le jeûne périodique semble également influencer la biologie cellulaire et les processus moléculaires liés au vieillissement.

Dans une étude menée par Cheng et al. (2014), des souris soumises à un jeûne périodique ont montré une augmentation de l'expression de la protéine SIRT3, qui est impliquée dans la régulation de la réparation de l'ADN et la protection des cellules contre le stress oxydatif. Ces résultats suggèrent que le jeûne périodique pourrait favoriser la longévité en protégeant les cellules contre les dommages et en maintenant l'intégrité du génome.

D'autres études ont mis en évidence les effets anti-inflammatoires du jeûne périodique. Dans une étude menée par Johnson et al. (2007), les participants qui ont jeûné pendant 48 heures ont montré une réduction de 50 % des niveaux de protéines inflammatoires, telles que la protéine C-réactive et l'interleukine-6. L'inflammation chronique est un facteur contributif majeur au développement de nombreuses maladies liées à l'âge, comme les maladies cardiovasculaires, le diabète et la maladie d'Alzheimer. Ainsi, la réduction de l'inflammation par le jeûne périodique pourrait contribuer à prévenir ces maladies et à promouvoir une vieillesse en bonne santé.

Le jeûne périodique a également été associé à des effets neuroprotecteurs. Dans une étude réalisée par Fann et al. (2003), des rats soumis à un jeûne périodique ont montré une résistance accrue aux lésions cérébrales induites par un stress oxydatif. De plus, ces rats présentaient une amélioration de la neuroplasticité et une augmentation de la production de facteurs neurotrophiques, tels que le BDNF, qui sont essentiels pour la croissance et la survie des neurones. Ces résultats suggèrent que le jeûne périodique pourrait protéger le cerveau contre les dommages et préserver la fonction cognitive avec l'âge.

Enfin, il est important de mentionner que le jeûne périodique peut contribuer à la perte de poids et à l'amélioration de la composition corporelle. Dans une étude menée par Harvie et al. (2011), des femmes soumises à un jeûne périodique ont perdu en moyenne 6,4 % de leur poids corporel et 13 % de leur graisse corporelle sur une période de six mois. La perte de poids et la réduction de la masse grasse sont associées à une diminution des facteurs de risque de maladies chroniques, comme les maladies cardiovasculaires et le diabète.

Il est souvent difficile de jeûner durant plus de quelques heures, n'hésitez pas à trouver un ami ou à convaincre votre partenaire de vous suivre dans cette pratique qui pourrait bien modifier votre conception de l'alimentation.

Attention à la reprise alimentaire, il est primordial de suivre un régime strict et de réincorporer la nourriture progressivement en commençant toujours par des aliments liquides.

## Restriction calorique

La restriction calorique consiste à réduire l'apport calorique quotidien sans pour autant provoquer de carences nutritionnelles. Des études ont montré que la restriction calorique, même modérée, peut entraîner une augmentation de la durée de vie, une amélioration de la sensibilité à l'insuline et une réduction des risques de maladies chroniques.

La restriction calorique est une approche de la diététique qui a suscité un intérêt considérable en raison de ses effets potentiellement bénéfiques sur la longévité et la prévention des maladies. Bien qu'il puisse sembler contre-intuitif de réduire l'apport calorique pour améliorer la santé, de nombreuses études ont montré que cette stratégie peut offrir des avantages substantiels pour la santé, tout en prolongeant la durée de vie.

L'une des premières études sur la restriction calorique a été menée par McCay et al. (1935), qui ont découvert que les rats soumis à une restriction calorique de 30 % vivaient en moyenne 40 % plus longtemps que les rats témoins nourris ad libitum. Depuis lors, d'autres études sur différents organismes, y compris les primates, ont confirmé les effets positifs de la restriction calorique sur la longévité (Colman et al., 2009).

La restriction calorique a également été associée à une réduction des risques de maladies chroniques. Dans une étude menée par Fontana et al. (2004), les participants soumis à une restriction calorique modérée (environ 20 % de réduction de l'apport calorique) ont montré une amélioration significative de la sensibilité à l'insuline, ce qui pourrait réduire le risque de diabète de type 2. De plus, la restriction calorique a été liée à une diminution des biomarqueurs du vieillissement, tels que l'inflammation et le stress oxydatif, qui sont impliqués dans le développement de maladies cardiovasculaires, de cancers et de maladies neurodégénératives (López-Lluch et al., 2006).

Une étude longitudinale menée par Most et al. (2017) a révélé que les personnes soumises à une restriction calorique de 12 % pendant deux ans présentaient une réduction de 10 % du poids corporel et une amélioration de la composition corporelle. Ces changements étaient accompagnés d'une diminution des facteurs de risque de maladies cardiovasculaires, tels que la tension artérielle et le cholestérol LDL (le "mauvais" cholestérol). Ces résultats suggèrent que la restriction calorique pourrait aider à protéger contre les maladies cardiovasculaires, qui sont l'une des principales causes de décès dans le monde.

Il est également intéressant de noter que la restriction calorique pourrait avoir des effets bénéfiques sur le cerveau. Dans une étude menée par Witte et al. (2009), des participants soumis à une restriction calorique de 30 % pendant trois mois ont montré une amélioration de la mémoire verbale, ainsi qu'une réduction de l'inflammation et du stress oxydatif dans le cerveau. Ces résultats suggèrent que la restriction calorique pourrait aider à préserver la fonction cognitive et à protéger contre le déclin cognitif lié à l'âge.

# CONCLUSION

Dans notre quête incessante pour ralentir le processus de vieillissement et vivre une vie longue et saine, il est fascinant de constater que des pratiques ancestrales telles que le jeûne et la restriction calorique semblent offrir des avantages considérables pour notre santé et notre bien-être. Ces méthodes simples, mais profondes, défient notre compréhension moderne de la nutrition et remettent en question les habitudes alimentaires conventionnelles.

Les recherches scientifiques ont révélé que le jeûne et la restriction calorique peuvent contribuer à prolonger notre espérance de vie, à prévenir et à lutter contre les maladies chroniques, et à améliorer notre fonction cognitive. Ces résultats sont d'autant plus intrigants qu'ils se manifestent non seulement chez les animaux de laboratoire, mais aussi chez les humains. Est-ce là le fruit de nos ancêtres commun ? Un mécanisme cellulaire plurimillénaire qui se serait perpétué offrant un antidote à l'immuable maladie commune à tous qu'est le vieillissement. De plus, il convient de souligner que ces approches sont accessibles à la plupart des individus et ne nécessitent pas de médicaments coûteux ou de traitements invasifs.

En fin de compte, les bénéfices potentiels du jeûne et de la restriction calorique pour la santé humaine sont impressionnants. Cependant, il est essentiel de prendre en compte les particularités de chaque individu et de consulter un professionnel de la santé avant d'adopter ces pratiques. Dans une ère où la longévité et la qualité de vie sont devenues des objectifs majeurs, nous devons reconnaître que les réponses pourraient résider, du moins en partie, dans les enseignements de nos ancêtres et dans les mécanismes biologiques fondamentaux que nous partageons avec les autres êtres vivants.

En explorant les secrets du jeûne et de la restriction calorique, nous ouvrons de nouvelles portes vers une compréhension plus profonde de notre propre nature et de notre capacité à influencer notre destin biologique. Ainsi, ces pratiques pourraient non seulement nous aider à vivre plus longtemps, mais aussi à redéfinir notre rapport à la nourriture, à la santé et à la vie elle-même.

Dans notre quête d'une longévité accrue et d'une vie plus saine, nous avons exploré les méandres de la biologie humaine, dévoilant des mystères qui ont longtemps défié notre compréhension. En nous penchant sur les mécanismes cellulaires, nous avons découvert que la clé de la jeunesse réside en grande partie dans nos propres cellules. En déchiffrant les secrets de la télomérase et des télomères, nous avons entrepris de rallonger la vie, tout en comprenant que notre existence est plus que la somme de ses parties.

Le mouvement et l'exercice physique ont toujours été des éléments essentiels de la condition humaine. Ils ont façonné notre évolution et nous ont aidés à survivre dans un monde impitoyable. Aujourd'hui, nous comprenons l'importance de l'activité physique non seulement pour notre corps, mais aussi pour notre esprit. L'effort physique nous relie à nos ancêtres et nous rappelle que nous sommes les héritiers d'une longue lignée de chasseurs, de cueilleurs et de guerriers.

En explorant le monde de l'alimentation, nous avons pris conscience que ce que nous mangeons a un impact significatif sur notre longévité et notre bien-être. Nos choix alimentaires sont en réalité des choix philosophiques, reflétant notre vision du monde et notre relation avec la nature. La diversité des régimes et des pratiques alimentaires est un témoignage de la richesse de notre espèce et de notre capacité d'adaptation.

Le stress, cette force omniprésente qui pèse sur nos épaules, a été étudié sous toutes ses coutures. Nous avons appris à le dompter grâce à la méditation et à la pleine conscience, reconnaissant que le stress n'est pas un ennemi à combattre, mais plutôt un défi à surmonter. En apprenant à vivre en harmonie avec notre environnement et avec nous-mêmes, nous avons découvert que la sérénité n'est pas une utopie, mais un état d'esprit à cultiver.

Les compléments alimentaires, qu'ils soient naturels ou synthétiques, ont soulevé des questions et suscité des débats passionnants sur leur rôle dans la promotion de la santé et la longévité. Bien que certains soient considérés comme des alliés précieux dans notre lutte contre le vieillissement, d'autres restent entourés de mystère et de controverses. La clé réside peut-être dans notre capacité à discerner les suppléments bénéfiques de ceux qui ne le sont pas, tout en veillant à ne pas oublier l'importance d'une alimentation saine et équilibrée.

Le jeûne et la restriction calorique nous ont rappelé que la modération et la tempérance sont des vertus qui transcendent le temps et les cultures. En explorant diverses formes de jeûne et en modulant notre apport calorique, nous avons appris que la privation temporaire peut conduire à une vitalité durable. Cette révélation nous a conduits à reconsidérer notre relation avec la nourriture et à embrasser des pratiques ancestrales qui soutiennent la santé et la longévité.

Dans notre quête d'une vie plus longue et plus saine, nous avons découvert que les réponses se trouvent souvent en nous-mêmes et dans notre environnement. Alors que nous continuons d'explorer les limites de notre biologie et de notre potentiel, nous devons nous rappeler que notre existence ne se limite pas à la poursuite de la jeunesse éternelle. Au contraire, la vraie sagesse réside dans notre capacité à embrasser chaque étape de la vie avec gratitude et émerveillement, en reconnaissant la beauté et la valeur de l'expérience humaine dans toute sa complexité.

Au fur et à mesure que nous avançons dans cette aventure captivante, il est essentiel de se rappeler que notre recherche de la longévité ne doit pas se faire au détriment de notre humanité. Notre capacité à vivre pleinement et à apprécier les joies et les défis de la vie est ce qui donne un sens à notre existence. En fin de compte, ce n'est pas tant la durée de notre vie qui importe, mais la qualité de notre vécu.

Au fil de ces pages, nous avons abordé des sujets allant de la science à la philosophie, en passant par l'éthique et la spiritualité. L'objectif ultime de ce voyage n'est pas de découvrir une fontaine de jouvence ou une formule magique pour échapper à notre destin, mais plutôt d'élargir notre compréhension de nous-mêmes et de notre place dans l'univers. En cherchant à percer les mystères du vieillissement, nous avons en réalité entrepris une quête plus profonde et plus significative : celle de la sagesse et de la connaissance de soi.

Alors que nous refermons ce livre, souvenons-nous que le ralentissement du processus de vieillissement n'est qu'un aspect de notre expérience humaine. Ce qui compte vraiment, c'est notre capacité à vivre pleinement, à aimer profondément et à laisser une empreinte durable sur ce monde. Puissions-nous tous poursuivre cette quête avec courage, curiosité et compassion, et puissions-nous, en fin de compte, trouver la paix et la sérénité dans la compréhension de notre propre mortalité.

En contemplant les horizons lointains de la longévité humaine, il est important de ne pas perdre de vue notre nature fondamentale en tant qu'êtres sociaux, interconnectés et interdépendants. La quête d'une vie plus longue et plus saine ne se limite pas à la biologie, aux régimes alimentaires et aux exercices physiques. Elle englobe également nos relations avec les autres, notre contribution à la société et notre impact sur l'environnement. En fin de compte, notre aspiration à la longévité doit être ancrée dans un désir profond et sincère d'améliorer non seulement notre propre vie, mais aussi celle des autres.

À mesure que les frontières de la connaissance s'étendent et que les mystères de la longévité se dissipent, nous devons rester humbles face à l'immensité de l'univers et à notre place en son sein. Il est essentiel de reconnaître que, même si nous parvenons à maîtriser les secrets du vieillissement, nous demeurons des êtres finis et imparfaits, façonnés par des forces cosmiques qui dépassent notre entendement. En acceptant notre propre vulnérabilité et en embrassant l'incertitude, nous pourrons peut-être découvrir une sagesse et une résilience qui transcendent le temps et l'espace.

Dans la poursuite de la longévité et de la vitalité, il est crucial de se rappeler que notre héritage en tant qu'espèce ne se limite pas à la durée de notre vie, mais aussi à la manière dont nous vivons. En cultivant la compassion, la générosité et la gratitude, nous pouvons laisser une empreinte indélébile sur les générations futures et inspirer d'autres à suivre notre exemple. À travers nos actions, nos choix et nos aspirations, nous forgeons un héritage qui, de bien des façons, est éternel.

En conclusion, la quête d'une longévité accrue et d'une vie plus saine est un voyage fascinant et complexe, qui nous invite à explorer les confins de notre biologie, de notre environnement et de notre conscience. En abordant ce voyage avec humilité, curiosité et empathie, nous pourrons non seulement vivre plus longtemps et en meilleure santé, mais aussi enrichir notre existence et celle des autres, laissant un héritage durable et significatif pour les générations à venir.

Au seuil de cette exploration passionnante du ralentissement du processus de vieillissement, il est impératif de reconnaître les limites de notre compréhension et de notre responsabilité en tant qu'auteurs de ce livre. En dévoilant les secrets de la longévité et de la vitalité, nous avons cherché à fournir des informations précises et à jour, en nous appuyant sur les recherches et les découvertes scientifiques les plus récentes. Cependant, il est essentiel de souligner que ces informations sont fournies à des fins éducatives et informatives et ne doivent en aucun cas être considérées comme des conseils médicaux professionnels.

Notre but est d'éclairer, d'inspirer et de stimuler la curiosité, tout en reconnaissant que chaque individu est unique et que les réponses aux défis du vieillissement varient d'une personne à l'autre. Nous ne pouvons garantir que les stratégies et les approches présentées dans ce livre seront efficaces pour tous les lecteurs, et nous déclinons toute responsabilité pour les conséquences potentielles découlant de l'utilisation ou de la mauvaise interprétation de ces informations.

En fin de compte, il appartient à chaque lecteur de prendre des décisions éclairées concernant leur propre santé et bien-être, en tenant compte de leur situation personnelle, de leurs antécédents médicaux et de leurs besoins spécifiques. Nous encourageons vivement les lecteurs à consulter des professionnels de la santé qualifiés avant d'entreprendre des changements majeurs dans leur mode de vie ou leur alimentation, ou d'expérimenter des thérapies et des traitements innovants.

Ainsi, en tant qu'auteurs, nous ne sommes pas responsables des conséquences imprévues ou indésirables qui pourraient résulter de l'utilisation de ces informations qui quelquefois pourraient être inexactes ou imprécises en raison de la nature nouvelle des découvertes. Nous espérons néanmoins que ce livre servira de catalyseur pour une réflexion profonde et une exploration personnelle, et qu'il contribuera à une meilleure compréhension de la richesse et de la complexité de la longévité humaine.

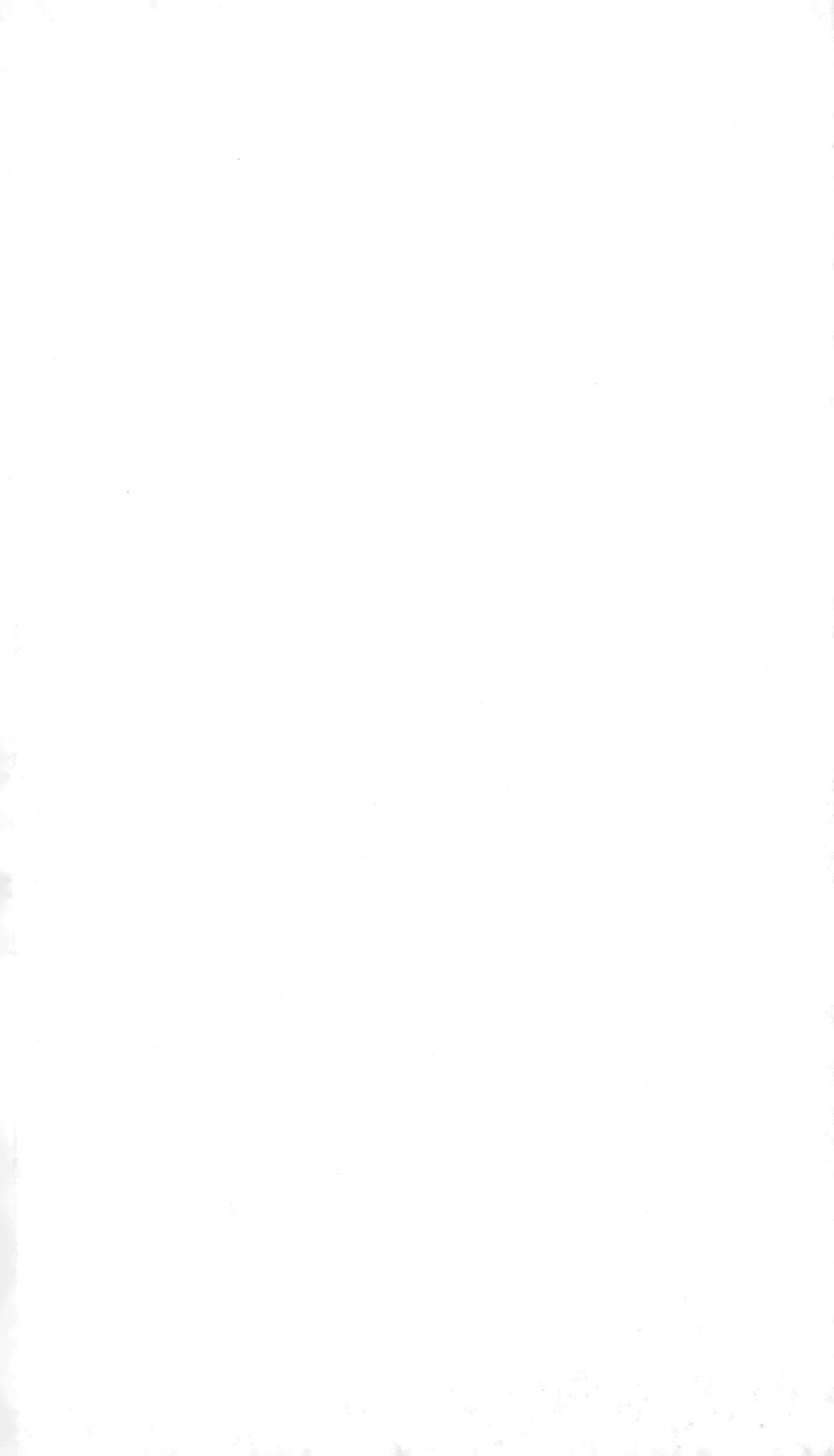